医家秘奥

明·周慎斋 著

清·陈嘉璴 注解

民国·方伯屏 鉴订

任启松 黄小龙 校注

中国中医药出版社
·北 京·

图书在版编目（CIP）数据
医家秘奥/（明）周慎斋著；任启松，黄小龙校注．—北京：中国中医药出版社，2011. 3（2022.10 重印）
ISBN 978－7－5132－0344－9

Ⅰ. ①医…　Ⅱ. ①周…　②任…　③黄…　Ⅲ. ①医案－中国－明代　Ⅳ. ①R249. 48

中国版本图书馆 CIP 数据核字（2011）第 020239 号

中国中医药出版社出版
北京经济技术开发区科创十三街 31 号院二区 8 号楼
邮政编码　100176
传真　010-64405721
廊坊市祥丰印刷有限公司印刷
各地新华书店经销

开本 850×1168　1/32　印张 8. 125　字数 162 千字
2011 年 3 月第 1 版　2022 年10月第 8 次印刷
书号　ISBN 978－7－5132－0344－9
定价　26.00 元
网址　www.cptcm.com

服务热线　010-64405510
购书热线　010-89535836
维权打假　010-64405753

微信服务号　zgzyycbs
微商城网址　https://kdt.im/LIdUGr
官方微博　http://e.weibo.com/cptcm
天猫旗舰店网址　https://zgzyycbs.tmall.com

如有印装质量问题请与本社出版部联系（010-64405510）

点校说明

周之干（1508－1586 年），号慎斋，安徽宣城人。中年因病学医，潜读《黄帝内经》，私淑张元素、李东垣，参以刘河间，后又就正于薛立斋，精通脉学，擅长于内伤、虚损劳证治疗，是明末著名医家。慎斋著有《脉法解》、《慎斋三书》，并由后人记录整理《周慎斋遗书》、《慎斋医案》等传世。《医家秘奥》由清代陈嘉璴编辑整理，于 1749 年刊行于世。全书包括《脉法解》两卷，《慎斋三书》三卷，《查了吾正阳篇选录》、《慎柔五书要语》和《陈氏笔谈》各一卷，共五种八卷。现存四种清刻本和上海萃英书局石印本。

查了吾，名万合，安徽泾县人，是周慎斋的高徒，亦是胡慎柔的恩师。

凡例：

一、以北京翰文斋《影印明抄本周慎斋先生医家秘奥》（二种附三种）为底本，以上海萃英书局石印本和清乾隆十四年己巳道南堂刻本为校本进行整理。

二、本书采用横排、简体、现代标点。原繁体字没有相应的简体字，或有简体字而容易产生歧义的，仍用原繁体字。

三、原本中的异体字、俗写字，以及部分名词术语，不影响原意的，不作改动。如笔画差错或缺，或明显笔误，均改作正体字，不另出注。某些名词术语，与现在通行者不同的，如“脏腑”作“藏府”，一律改为通行词，不另出注。

四、原本中有避明光宗（朱常洛）名讳之处，如将“常”改作“尝”等，因已俗见，不改不注。

五、原本中“症”、“证”互见，难以按现在中医书中概念逐一区分，所以不影响原意的，一般不改不注。

六、原本中有个别药用了两个以上的名字，如赤茯、赤苓互见，因不会产生歧义，不改不注。

七、原本中的“右”据文意都改为“上”。

八、原本中的例言，查了吾先生列传，胡慎柔医家列传，及校勘记均删去。

九、《医家秘奥脉法卷》上下即为周慎斋所著《脉法解》部分内容。《医家秘奥三书卷》一至三卷即为《慎斋三书》。因此，原本“医家秘奥脉法卷上”篇名改为“脉法解·卷上”，“医家秘奥三书卷之一”改为“慎斋三书·卷之一”，其它类同，不另出注。

十、原本中有些观点，希望读者能够批判性地继承。如“可见一脉如意，即关一生受用”即涉及宿命论，读者不可全信。其他诸如此类，不另出注。

黄小龙

2010 年 5 月于北京

前　言

周慎斋、查了吾、胡慎柔师徒是从临床实际干出来的，仅观其脉证，知犯何逆，随证治之。他们能对临床脉证进行清醒地分析与总结，虽受金元四大家影响，但能不落四人窠臼，自强不息，孜孜以求，因而临床疗效甚高。《医家秘奥》为明代周慎斋学派传学之秘本，由其后世弟子点校而成。全书文字不多，但理论深远，如对脉象的缜密分析，对内伤的阐述发挥，对医案的精辟辨治，远超一般所知所得。

《医家秘奥》成书于《四圣心源》之前，但对于后世火神派的启发丝毫不小于后者。细观其内容，实为火神之肇基：

“人身以阳气为主，用药以扶阳为主”。作者意识到，阳气者，若天与日，用药应以阳气为主，则人可长生。“凡内伤发热，口干，乃下焦虚寒，火不归原，阳气在上故尔，须温下焦，使阳气下降，则口干自愈”。君相之火不降，相火发露，出现发热；相火熏烁出现口干；君相不能敛收归于癸水，则下元虚寒。此时须温下元，暖水燥土，同时敛收君相之火归于癸水。君相之火下降，则上不热，故口干自愈。这里已有火神派引火归原的纲领。“凡病久而不愈者，多有用附子获效，附子回下焦之阳。盖万物生于土，火者土之母也，命门火旺则脾土温暖，胃气升发，五脏皆有所禀，此提纲掣领之治也”。作者在此指出，凡病久不愈，在需要温阳之时，直接使用附子温阳，胜过其余千军万马之治；同时又指出：“内伤，寸脉大于尺脉，此阳脉盛也，宜用保元汤加归、芍引下，则大脉去，而阳气亦内收矣。”表明引火归元，使阳秘阴平，并不只有用附子一法。可见前人已给后人指明了航道，但时至至今，部分医者却仍不分青红皂白地逢人即用附子，实在是愚钝。

《医家秘奥》包括五种著作：《脉法解》、《慎斋三书》、《查了吾正阳篇选录》、《胡慎柔五书要语》、《〈医家秘奥〉笔谈摘要》。其中脉法部分，很多东西都是作者临床经验的总结和升华。作者在对脉象的分析中又结合了运气学说的一些理论，给人以很多启示。《慎斋三书》卷一、卷二言简意赅，虽然成文不是很系统，但对于中医内科临床还是多有裨益的。如“寒凉泻火之有余，不能泻火之不足”，“无火不动痰，无痰不作晕”等。《慎斋三书》卷三，医案的记录详尽，包括症状、辨证、方药及病情发展等，是临床研究不可多得的参考资料。附加的《查了吾正阳篇选录》、《〈医家秘奥〉笔谈摘要》，与周慎斋的著作参照研读，则能使读者对慎斋医学思想的理解有所增益。《胡慎柔五书要语》因与《慎柔五书》内容重复，在本书中略去，另见《慎柔五书》。

从道、易、伤寒与金匮的层次来看，慎斋学派仍有美中不足之处。慎斋对于医理，长于二元论式的阐述而不是使用观象。由于二元对举方法的浅薄与僵化，使慎斋不能充分表达自己的思想，观象的苗头已现，就是说不出来。又如对于五行的本质，其阐述与运用尚嫌不足，没有能提高到升降、浮沉、开合、出入与阳生阴长、阳杀阴藏的高度。没能充分使用六经病脉证辨治以及仲景的学术，通篇多数都是临床经验与灵动的摸索。对于虚劳与痨瘵的治疗，若能汇入《难经》的有关经义以及《金匮要略·虚劳血痹篇》的阐述，其学术成就则会更上一层楼。这不是轻薄为文，实是人无完人，学无止境。清代医学学术是如此地发达，然大多数医家都在慎斋学派的学术高度之下，可见进步是艰辛的，经典中医学的薪传是任重道远的。

任启松拙笔于北京六营门

2010 年 5 月 26 日

目　录

脉法解·卷上

明·周慎斋　著
清·陈嘉璴 注解
民国·方伯屏 鉴订

（一）凡脉，左手血中之气，右手气中之血。

人之左手三脉寸、关、尺，以胞络、胆、膀胱、小肠为腑，心、肝、肾为脏。心主血，肝藏血，肾为精血之原，是三部皆属血矣。殊不知血无气则不流，故心为君火，神明之官，火即气也。《内经》云："少火生气。"肝胆之位，相火寄焉；且木逢阴即不生，必得阳春之气始生，至夏方盛，是肝必藉阳气而生矣。肾为藏精之所，其中有真气存焉；若无此气则为寒精死水，焉能生育哉。故知血部之脉必得气而后调也。

至于右手三脉寸、关、尺，以胸中、胃、大肠、三焦为腑，以肺、脾、命门为脏（或云两尺俱属肾，命门在两肾中央，此说亦通。而慎斋先生俱以命门配右尺。余尝以左尺作水，右尺作火，屡试屡合，固知慎斋之学有本也）。肺主气，脾为生气之原，命门与丹田合为气海，是三部皆属气矣。殊不知金能生水，水即血也，金被火克，火克则肺金燥，而不能生血矣。脾胃腐熟水谷而亦生血，又脾能摄血。命门虽属火，然无血以养之，此火必腾焰燔燎而无制矣。此火上升，则为痰为热，为喘为咳，为面红耳赤等症。故虚损、劳瘵等症，皆由肾经水少致命门火焰上升。故知气部之脉，必得血而后成也。

然更有说焉，人身血气原自周流，本无界限，若据左主血、右主气之说而言，岂血皆聚于左而不及于右，气皆聚于右而不及于左哉，此不通之论也。故慎斋先生首发明此条，见部位虽呆列，而气血则未尝不相通。左脉虽属血分，而气实统之，故左脉为血中之气。右脉虽为气分，而血实生之，故右脉为气中之血。此论实发前人所未发也。

医书云："左属血，右属气。"又云："左主外，右主内。"心窃疑之。以为既属血则当主内，何以反主外？既属气则当主外，何以反主内？今读此论而知，左藏血而气实煦之，故可主外；右藏气，血从之而生，故可主内也。《内经》云："营气出于中焦，卫气出于下焦。"中焦脾胃之脉升于肺而生血，故右有血；下焦肾脉气行布于心肝，故左有气。此一条独提出诸脉之大纲，后七十余条皆有此条之意在内。

江重庆曰：予友何陋斋出其脉法一编示予曰：此吾绎慎斋先生之旨而发明其微蕴者也。予阅其书，诵其言，皆从肺腑中来，而千移万转，妙义无穷，且上宗圣经，次征贤论，以生平学力有得于心者笔之于书，皆前人未发之秘，足以针砭愚俗，羽翼经文。慎斋为轩岐之功臣，而陈子注解此书，又为慎斋之功臣矣。

鹤道人曰：余见左归饮、右归饮及左归丸、右归丸，皆以左尺属水、右尺属火立方。可知左水右火不待言矣。

《经》云："尺里以候腹。"则大肠、小肠、三焦、膀胱、命门俱当候于尺部。但分小肠、膀胱于左与肾合看；分大肠、命门于右与命门合看，不但为一定之理，亦且屡试屡验。其寸口左手心与膻中，膻中即包络也。其寸口右手候肺与胸中，胸中即宗气也。遵《内经》配定部位确有考证。近世有心、小肠合于左寸，肺与大肠合右寸看脉者，乃大谬也。

任注：木生于水而长于土，上行化为心火，乙木藏营，左路阳生阴长，由水化气，由阴化阳，所以左路为血分。血中阳气生隆，现于左手之脉，故脉左手为候血中之气。

心火散于九天，六腑尽发为阳，阳者，卫外而固也。固则收，收为阴，阴性凉，故卫气清凉收敛。右路阳杀阴藏，胃降则肺降，卫敛金收，化为水之闭藏。金收水藏，由气敛聚为水，现于右手之脉，故脉右手为候气中之血。

左路阴升化阳，水散而为气；右路阳降化阴，气敛而为水。水是比喻一气敛聚流动时的象，非真的水也。例如腹水，是由人身一气流动敛聚而成，只是因故在下部暂时形成积聚，临床治疗不可放水，放水即是放掉人之一气。

何谓阳？上升、发散、出使、卫外而固为阳；何谓阴？下降、敛聚、守定、藏精起亟为阴。阳是一个过程，阴也是一个过程，都是一气运行的象，因而阳不是气，是一气化散而似气。阴不是水，是一气敛聚而似水。

气血之称谓，只是俗称。左路乙木疏升，肝主藏血，故俗称血分。右路卫气收敛，金收水藏，肺主气，气原于胃，所以俗称气分。

血与水，有小小的不同。血泛指左路，因肝主藏血。水则指右路敛聚，因此右路除了左路来的“血”之外，还有三焦与卫分的参与。

气与血不可分离，气与水不可分离。升与降不可分离，开与合不可分离，出与入不可分离，阴与阳不可分离。任何一方在任何场合都不能独立存在，所谓万物负阴而抱阳，就是这个意思。而且双方基本上是平衡的，任何一方多了，轻则为病，重则为死。第三，是处皆阴，是处皆阳；是处皆升，是处皆降；是处皆开，是处皆合。二元对立方法，便于入门，认识简明，容易抓住。所以又极其粗浅，容易僵化，在这二元对举的层面上，又往往会使学生浅尝辄止，而停止认识的脚步。

（二）左手寸，心脉旺，右手尺，命门脉亦旺，是心君不主令，而命门相火代之矣。宜六味地黄丸主之。如单左寸旺，为肝盛生心火，生脉散加茯神、远志、酸枣仁。相火上入心部，宜壮水制火。心火旺，清而敛之。心火盛，敛而下之。相火盛，养而平之。

左手寸脉正属心经。《内经》云：“心脉浮大而散。”浮大自是君火阳位之体，而散字乃舒缓之义，此为平脉。若旺则是浮大有力，火过盛矣。君火无为，端拱深居无外用之理，是必有相火助其邪焉。及稽右尺为相火所居之地，

今右尺旺，则是相火代君行令无疑。二火合行，非细故也，治法只宜抑相火而君火自安。欲抑相火，必须滋肾水而邪火方不焰。相火在肾中方为真火，出外行事则为邪火。故宜六味地黄丸滋肾而相火自敛，相火敛，君火不治而自定矣。如单左寸旺，为相火未动而君火独盛，此为心肾不交，亦系水衰之故。宜麦冬、人参、五味子保金而生水之上源，加茯神、远志、枣仁入心而敛之使下也。观此一条治法，君相两旺者，但滋肾以降火；君火独旺者，用敛火之法，从上而归之下，微有不同耳。故下自注云："相火上入心部宜壮水制火。"又云："相火盛，养而平之。"即六味地黄丸法也。言外有不宜用苦寒降火之意。至心火独盛而旺者，唯有清之、敛之使下耳。后一段即前一段之注脚。

观后十二条云："两寸洪而有力宜降火。"固知此之左寸旺，乃肝木过盛生心火，故只用甘寒敛火之法。若两寸俱旺，则心火已延及于肺，肺金不胜受其制矣，故竟用凉膈散等法，降火为急。彼此参看，细心体认。

任注：左手寸，心脉旺，是心火发露于上。右手尺，命门脉亦旺，是肾水不能收或相火陷于壬水。此时火居两端，是因中土不枢。应调补中土，以中土为基。对于左手寸心脉旺，使用燥土枢中、降肺胃之气、清君相以收君火。对于命门脉旺，采用疏木补中，敛收金水。如果劳损中虚、无力枢转，出现心脉旺而君火不降，使君火发露于上；命门脉亦旺而肾不收，可用六味地黄丸。六味丸中，生地、丹皮凉血滋木清风，山药、山茱萸敛收右路，同时还可以加入补中枢转之味。

如单左寸旺，是心火不降，发露于上。木为火母，可清润甲乙，能削心火之盛。盛者衰之，一是小其来，一是导其去，则盛势衰矣。所以综合方法就是凉乙木兼清降金水，用生地、玄参、麦冬、五味子。

不是相火上入心部，是因故不降而发露于上。先调中土，然后清润甲乙、并收藏金水。心火旺盛，清降肺胃、清润甲乙、清心火、敛收金水。甲逆、相火盛，清甲凉乙、补中、降肺胃之气。三焦相火下陷，燥土疏木补中，清壬水之热。

（三）右手寸，肺脉旺，左手尺，肾脉亦旺，清肺为主，生脉散加当归。如单左尺旺，六味地黄丸；如单右寸旺，当清肺。以金被火克不能生水，水涸火起。

右寸正属肺部。《内经》云："肺脉浮涩而短。"曰涩曰短，则无旺之体矣。而今旺者，是金被火克也。火克不得不求救于子水。肾属水，为肺之子，若肾气充足，火必不放恣至此。因稽之左尺，而左尺亦旺焉，是知肾水原微，火乘水位，自顾不暇，焉能救母哉。故急以清肺为主，生脉散保肺，加当归滋肾，是其治也。如只左尺旺，是肾中之火自发，水虚无疑，六味地黄丸以救肾水也。设单右寸旺，则肺家纯是火聚，当急清其肺，迟则肺液必涸，涸则不能生水，肾家亦枯，将成一无水之象，干槁立至矣。故一清肺而自能生水，子母俱无殃焉。

任注：天一生水，肺脉旺，是火不得收，则水源易亏。若再见左尺旺，是肾水为相火煎熬，用生脉散清肺凉收金水，加栀子清左尺相火。水枯火旺，乙木易生风燥，会加重肾水的盗泄，所以可加当归、生地以清润乙木。如单左尺旺，是乙木温气下郁或相火陷于壬水，先察其小便是否有淋漓不利，若有不利，清壬水相火；若无不利，是火旺水涸，当增其水源，治从右路敛收金水，兼清乙木，用六味地黄丸。如单右寸旺，是肺热，肺热不敛，不能凉收肃降，坏其天一水源，水涸火易起，治当清其肺热。

（四）两尺脉，肾与命门俱旺，生脉散加当归，滋木以及水也，兼六味以养之。

两尺脉，左右尺也。《内经》云："肾脉沉濡而滑。"唯沉濡之中而兼滑，则为水足之象。今两尺俱旺，则必兼浮大而硬矣，是为水室空虚而有火也。水者，天一所生，人生根本，命门真火系焉。此水一虚，火必无制，而火外出，虚劳百病从此而生，故必用生脉散以补肾之母。用人参为阳生阴长之义，又加当归以滋木。相火寄于肝木，肾水既动，相火必翕然从之，故用当归入肝以养木，使相火息；当归润剂，亦能益血。是则肺气自足，肝木亦平；又必以六味地黄养足肾水方无他虑。不然肾水一空，相火既动，纵使肺金生水，而火动必先克肺，而水终不得生矣。

玩此一条，肾脉旺反用补肾之药，其理微妙。稍知脉者，诊得肾脉旺，便为肾经已无恙矣。盖一脉有一脉之象，肾脉沉滑者为无恙。若旺，则指下必浮、必坚急而无和缓之气，是中空无水，火将外出之势。故必先滋肺，又养肝，又滋肾，必使脉复沉滑原位，方为肾水充足。

任注：两尺俱旺，是阳覆，火旺于水地，治当从水源开始。宏其水源，用生脉散。并清左路，兼右路凉收金水，并用六味地黄丸，则火可收也。火旺则木易燥，加当归以润乙木。

（五）左尺旺，六味地黄汤。左右尺俱旺，亦六味地黄汤。

任注：左尺候肾水，左尺旺是温气下郁或相火沉陷，治宜补中土、疏升乙木兼清相火。若左关亦大，直接用六味地黄。左右尺俱旺，是阳气下覆，火旺水易亏，直接用六味地黄丸。

（六）右尺微细，八味地黄丸。左右尺俱微细，亦八味地黄丸。

旺脉为外有余，其实中藏不足，故左尺旺，六味地黄汤之宜用，不必言矣。即右尺旺，亦宜六味地黄以滋水也。右尺为命门真火之地，若无水以养之，如灯中无油，则火焰之光必散，必待油满，而灯之光焰自小，此自然之理，故尺旺舍此无他法也。若尺脉微细，则水火两虚，根本动摇。水源既涸，则火必上升而为戴阳诸症。此时徒补水，而真火不归，犹为无益也。必补水之中兼桂、附以引火归源，方能奠厥攸居，本根复固，八味丸是也。故一遇微细

之脉，既非寻常药饵可愈，而尺脉微细，尤为人身之紧要。凡遇此症，补水无济，必以八味补火。故右尺微细宜八味丸，即左尺微细亦宜八味丸。否则徒为寒水，而无阳以煦之，焉能生人生物乎。

此二条，一旺、一微细，两两相照。见旺虽无水，真火尚未离其位，止作焰火之象——中空无水，故焰火浮旺，此时只补水以敛火，即盏中添油之义也。若微细，则旺脉已无，阳气脱出，遂上升而为龙雷之火，任意烧来，此火非可水灭、湿折，故必用桂、附于养血药中，多方引下。桂、附与太阳同体，正如太阳一照，而雷火自熄矣。

汤丸稍有分别，汤者急敛其火也；丸者缓而图之，令其迟化，不使热药伤胃也。

任注：右尺脉微细，是水不足。未带紧或弦，不是寒，可用六味地黄丸敛收金水，以宏聚藏。又因右尺脉微细是聚藏不足，聚藏不足会引起生长不足，所以须在六味地黄的基础上再加入少量桂、附暖水疏木，以领生长，这就是八味地黄丸。

右尺水不足，左尺水亦不足，于是出现两尺俱微细，仍是聚藏不足与生长不足的问题，排除寒湿，仍可用八味地黄丸。

（七）寸脉旺，两尺微细，六味地黄丸。阴水不升，阳火不降。

人身唯水火，二者不可偏废，又使两得其平，方为无患。设寸脉旺，寸虽属阳，体固宜旺，又必有尺之沉滑以配之，方为坎离相交。设尺脉微细，则是无水以济火。况此旺中必带坚劲不柔之象，是君相二火交动矣。火能消烁一切，何况人身之血肉哉。急养水以制之，六味丸是也。故曰阴水不升则阳火不降，水升火降，人身坎离交矣。此症八味丸亦可酌用。

任注：木火上行，阳生阴长；金水下行，阳杀阴藏。如果右路敛降不足，会出现寸旺而两尺微细。治用六味地黄丸，凉乙木并从右路敛降，使金收水藏。将君相之火拉下来，寸即不旺。上火下行，上部阳杀，水火汇于右尺，尺不再微细。

（八）两寸脉浮而无力，宜补上焦，用补中益气。上焦元气足，其火下降。

不特此也，即旺字亦须看得玲珑透体。如同一浮也，要在有力无力中分，有力为旺为火，无力则为寒为虚。此之两寸浮而无力，则知上焦阳气原虚，阴火得以直干其位。欲使阴火下降，又非滋肾一法可愈矣，必补还上焦元气，而邪火自不能干，补中益气汤是也。岂特不能干，心血足自能下交于肾，为水火既济；肺气足自能纳气于肾，而母隐子胎。故不求其降而自降矣，此又一法也。总之，补阳补阴，医家两大法门，都要在脉上讨分晓，而以活法行之也。前条有尺微细字，微细即为虚，故不顾其旺处，虚者复，而旺者自平。此条无尺脉虚，但觉两寸无力，已知虚

在阳分，而阳又为人身第一紧要，故补其阳而虚火自降。两条治法俱是先虑其虚，前不得不如此，后不得不如彼，虽云活法，实一定不移之理也。

任注：两寸脉浮而无力，是中气虚而肺气不收，宜补益中气加生黄芪助金，益营卫并敛肃肺气。

（九）两尺浮而无力，宜补下焦，用六味地黄丸。下焦元气足，其气上升。

两寸浮而无力，阳虚之症。亦有两尺浮而无力，阴虚之症。然此尺脉浮而无力，又非旺者可比，以水减而火离；更非微细可比，以水火俱脱，扰在将离未脱之际，直为肾经虚脉。凡尺脉浮即是虚脉，故宜直补下焦，以六味丸补足下焦，四藏皆受其荫。真火自能生土，土自能生金；真水自能生木，木自能生君火也。故下焦元气足，而气自能上升耳。

任注：冬脉如营，营意似牢，牢似监牢。肾主收藏，收而为金，藏而为水。君相之火随之下收，敛入癸水，故肾脉当沉而有力。今两尺浮而无力，不沉反浮，应当有力而反无力，是肾水不能敛聚闭藏也。肾水不足，当敛收金水，如湖如海，汇为肾水，用六味地黄丸。尺候下焦，无力不一定是阴虚，例如弱可能是阳虚。浮，也不一定是阴虚，右尺浮可能为肾水不藏或相火沉陷。左尺浮，多因中虚而木不能上升。

（十）寸属上焦，无力属虚，浮者气虚不能降下也。

（十一）尺候下焦，无力阴虚，浮者阴虚，不能上升也。

前两条之言阴虚阳虚而用补中、六味者，正为浮而无力四字上着眼耳。如寸属上焦心胞络脉也，然一浮大，一浮涩，此中自有胃气，无力则虚矣。虚则心神肺魄不能自主，势必邪火干之，或为头眩，或为喘嗽，岂非气虚不能下降乎？斯则用补中益气汤，而阳虚自复也。尺候下焦肾与命门脉也。肾脉沉滑，沉者水性，滑者水中伏火之象，未尝浮也。肾脉浮，虚不待言，况又兼无力，其为阴虚无疑。阴既虚，则精志不能收摄，势必滑而下泄，或为失血，或为遗精，岂非阴虚不能上升乎？斯则用六味地黄丸，而阴精自足矣。

（十二）两寸洪而有力为火在上焦，宜降火，凉膈散、黄芩芍药汤、导赤散。

虚而宜补，前论已详。既有虚而宜补之脉，必有实而宜泻之脉。设两寸脉洪而有力，洪者如波涛汹涌之象，与浮脉按之即无不同，更曰有力则洪而兼实矣。心肺阳位，实火居之，是为两阳合明，与虚火不同也。实则泻之，凉膈散之寒可以直清其部，而导火从大肠出；黄芩芍药汤之清而带敛，兼可和阴；导赤散之驱火从小便出，皆可消息用之也。

《经》云：“降多亡阴。”医者但闻其说，未得其解。

夫实火在上焦，而以凉药降之，其火即随药下行矣。设肝肾原虚之人，火至其地，势必燥干精血。况寒药性沉，火复上炎，屡降不已，必至阴精立亡也。故凡用降火之药者，必审其人精血不枯，方可酌用。今人每用降火凉剂，不论其人之肾实与虚，一概施治，坐令真精枯槁，变生诸症，谁之过哉？此条之用药降火，无尺部虚之说，必精血尚充故也。

任注：左寸洪而有力，是君火不降，而发露于上。右寸洪而有力是君相之火不降；或外感热入阳明；或膈上胸间烦热。火在上宜降，治宜清君相、降肺胃，可用六味地黄汤。仅清相火可用黄芩芍药汤；阳明腑气不利，膈上胸间烦热可用凉膈散；丙火不化壬水可用导赤散。

（十三）两尺洪而有力，火在下焦，宜滋阴，黄柏知母之类。

前条用降火药者，以实火在上焦也。然岂无实火在下焦者乎？心肺之分，实火居之，降之易也。若肾经真水之地，而实火乘其位，以致尺脉洪而有力，真阴必将烁尽，较之上焦火更急矣。故以急救真阴为治，而用黄柏、知母，所以坚肾水而熄其火，故曰“宜滋阴”。盖邪在肾，若用凉药，火未去而阴已伤，势必难复。唯知、柏苦寒，直趋肾位救水，水生则火自熄。类者仿其意而用之，即六味地黄汤亦有可用，但恐迂缓，或六味加知、柏亦可。古人用药必详审周到，有如此处之用知、柏，全在洪而有力四字着眼。若浮而无力则为虚，知、柏即不可用，用之必伤胃而成泄泻也。故第九条之“浮而无力，则用地黄丸”，十五条之“豁大无力，用升阳散火汤”。与此前后两两照看，方得古人立言之旨。

任注：两尺洪而有力，一种可能是阳覆于下，火盛水亏，宜生肾水。土湿不显者，用六味地黄汤清乙木、敛收金水。加知母，清肺金、除烦润燥，泻上焦之热及清膀胱。但知母寒脾胃、泻大肠。加黄柏，清己土湿热、除乙木郁蒸。另一种可能是火衰土湿，而有相火陷下，出现两尺洪而有力的情况，此时不可用六味地黄。

（十四）两寸豁大无力，宜大补。

前之浮而无力为虚矣。然浮脉轻按犹能满指，是犹未甚虚也。若浮而豁大，则指下似有似无，殆成微散之状，遇此等脉，岌岌乎元阳欲去矣。此时阳气外脱，未免有发热烦躁诸症见焉，然总之属虚也，急宜大剂参、芪以补之，元阳反正，热自能除。若不能细审其故，但见脉浮便作外感有余，而用发散等药，斯立见危殆矣。

任注：两寸豁大无力，是气浮散于上，阳不能根阴。宜力补中土，助营卫之气，敛金收降。注意有无脾肾寒湿，若中寒加干姜；若肾水寒冱，当温肾元，以收浮散之阳。

（十五）两尺豁大无力，宜升阳散火汤。

若两尺而见豁大之脉，其为肾虚水少，固不必言；而命门之火，已脱根向外，更防阴虚阳陷，益增其火。乘此豁大无力之时，急用升阳散火，使上焦阳气各安其位，庶无消烁真阴之病也。若阳气已陷，即变而为火，此时急救真阴恐犹不及，尚敢升阳为哉？故前数条，尺旺用六味汤乃正治之法。此条另出一治法，以广学人手眼，在人用之得当而已。

按：命门火脱出向外，虽不升散，其火亦欲上行，升阳散火汤未敢用也。惟上焦元阳下陷者，方可用升举之剂。此等处辨之最难，不可造次为也。惟尺脉豁大，上部脉反沉，则为阴阳倒置，故可用升。若寸脉原浮，是阳脉未尝陷，升药不可用也。

又按：升阳散火汤，本之东垣，即补中等汤，俱用升、柴，其理甚妙。人身上半属阳，主春夏生发之令；下半属阴，主秋冬肃杀之令。人生不可一日无生发，故东垣诸方每用升、柴，使人身中各行春夏之令也。除水虚火炎者不可用，其余脾胃闭塞、上焦空虚者，俱得此诀消息治之。清阳既升，浊阴下降矣。

任注：两尺豁大无力，是右路不能敛聚，同时肾元不固，而左路又不能生发。宜补中，培土生金，敛降金水，同时润养乙木，重建敛聚与生发。此是重症，升阳散火汤不宜。

（十六）寸脉微细者，温补。

任注：寸为阳，寸脉微细是阳不足，治宜暖水燥土，温升肝脾。

（十七）尺脉微细者，温暖。

可见人之脉一虚，无论浮微沉细，或微细兼见，虽外显有余之见症，竟当略而不论，一意用补矣。盖微为亡阳，细为亡阴，或见于寸，或见于尺，皆同一治也。其间虽有发热诸症，皆虚火为之，假热症也，不可误用寒凉；惟宜温暖三焦，使阳气安堵，方为无患。不然者，一克伐而阴阳尽脱，虚症蜂起，虽有良医，亦未如之何矣。

任注：尺脉微细者，若带有弦或紧象，是下寒，温补中气并用椒附之类温之，如少阴病脉微细，但欲寐之用四逆汤。若无力，是肾水不足，用八味地黄丸。

（十八）尺脉浮沉俱有力，宜下。无力则为虚，宜补。

因更举一有余之症以辨之。浮沉有力则为实脉，非微细也。而见于尺部，则实在下焦，或实火伏于肾中，或燥粪结于大肠。此而不去其实，则亦将耗真阴，故必用承气等法下之。邪既去而阴不伤，去邪即所以固本也。若无力，则无邪可驱，承气等法一无所用，直宜补下焦而已。

任注：尺脉浮沉俱有力，是下焦有滞，或大便秘结，或小便癃闭，分情况下之。浮沉俱无力，是右不能充分敛聚，左路乙木生发不旺，宜补之。

（十九）寸脉浮沉俱有力，宜汗；无力则为虚，宜升。

实在下焦，固可断其火与燥粪；若实在上焦，上焦从阳，必为风邪之类矣。如寸脉浮沉有力，知其内脏不虚，必用汗法以散之，则邪去而正不伤。若无力之脉而误用汗散，是谓益虚其表，阳气安在哉？故必用升阳之剂以安之。

按：此二条，有力无力，皆在一人脉上见。如先见有力之脉，是邪气盛则实也，如法用汗下之剂。病既退，脉见无力，是邪已去而遂虚，又必于或补或升之间，消息以治，使阴阳和平方为痊愈。

任注：寸脉浮沉俱有力，为太阳不开，宜汗。无力为营卫虚弱，宜补而调之。

（二十）寸脉细微，阳不足，阴往乘之，补中益气汤加羌活、防风。

若邪退之后，不图善后之法，而遽然释手，其在寸之无力者，必转而为细微。何也？以汗之后阳气遂泄，则元阳不足，而阴必乘之，故脉见此象耳，急升其阳可也。补中益气汤，以参、芪、陈、术、草安阳；当归入肺和阴；而以升、柴升其清气；更助之以羌活、防风，而升阳之力方足。有参、芪护表，不忧其发散也。

任注：寸脉细微，木火不足、中气虚，阳不足则阴气易乘。用桂、附、黄芽从左路温升。

（二一）两尺洪大，阴不足，阳往乘之，补中益气汤加黄柏。

若下之，邪退之后而不议补法，则无力之脉必变为洪大矣。何者？以下之后阳气已陷，阴气必伤，阴虚而阳乘之，必变为火。以既伤之阴，焉能受其消烁乎。故仍用补中益气汤升举其阳，而以黄柏急救其阴耳。此二条更足上条之意。

阳不足，则用补中益气汤是矣，扶阳即所以抑阴也。若阴不足，亦用补中益气汤者，盖其眼目全在“阳往乘之”四字上，其人寸脉必不浮也。若阳未尝伤阴，又当用救肾之药矣。

任注：两尺洪大，是阳气下覆。右尺洪大是因金水不收，出现壬水热而癸水寒。左尺洪大是肝脾郁陷，相火下沉而中气不足。治用补中燥土、敛金水、疏升乙木、清壬水。壬水清罢，以附子暖癸水。

（二二）左脉弦滑有力，热不退，四物汤加黄柏、知母、柴胡之类。

凡或虚或实之症，从补从泻，或先泻后补，后补犹为易辨。设有一症，界在虚实疑似之间，补泻难以措手，又焉可以不细审哉。如左脉弦滑有力，左主外，弦为风，滑为痰饮，是风与痰饮之症已显于外，而又有热不退一专症以验之，何往而非有余之见症乎？虽然，更宜细心参求焉。盖左手有力，右手未尝有力也。右主内，焉知不内虚而反外呈有余乎？其弦滑者，恐阴虚夹火，上乘阳位；热不退者，恐阴虚则阳独。故外发热，有余之中不足存焉，且右手气中之血，不可不急顾也。治法用四物加知、柏以养阴，则血分足而火能归宅。弦滑反为软弱，热反能退，其中恐夹外邪，唯用此柴胡一味以解之。此症虚实两停，补虚之中略用解散，此一法也。

任注：左脉弦滑有力，弦为木气，弦为风气，滑为阴有余而阳不衰，热不退则营热易燥，甲木易逆。在区分甲乙之后，可分用柴、芩、芍与桂、丹、地疏清甲乙。知母清金润肺燥，黄柏清己土湿热、除乙木郁蒸，可择而用之。

（二三）右脉弦数无力，补中益气汤。或补脾阴不足，四君子加山药以主之。左病右取，右病左取。上病下求，下病上求。

若有实中夹虚之症，而妄用克削，或恣行表散，必致伤及于内。而右手之脉，弦数无力之象见焉，则当补中益气，调护中气为主。或补脾阴使脾土自能消谷，运化精微，则精血渐生而可复。盖恐弦脉克脾，而数脉见于右，则为脾阴不足也。以前条之弦滑有力误作有余，而未尝审其不足，遂至伤及中州。由此观之，则左当取右，外虽可解散，必当顾其中也；右病当左取，内虽可消导，不当虚其表也。何也？以左右两脉不等也。若尺寸之脉不等，则又有上病下求，下病上求之理。上病太过者，恐虚阳上泛，则当补阴水而引火下行；下部太过者，恐阴虚阳陷，又当补上焦而升阳气。盖人身脏腑不齐，徒泻其实，遂致虚者益虚，但补其虚，可使实者不实。此虚实互呈之脉，而一意于虚处着力方无后患，又一法也。

任注：右脉弦数无力：

(1) 右关弦，可有甲木克犯、乙木贼土亦或痰饮在中，分别治之。无弦仅数而无力是中气虚，可补益中气。甲木克犯用柴、芍、二陈；乙木盗泄，用四君子加山药、莲子肉补中气兼以封藏，以桂枝、白芍清疏乙木；痰饮用小半夏加茯苓、陈皮或苓桂术甘汤。

(2) 右寸弦，若出现颈背不适或头痛，是阴霾上乘。兼数而无力是中气虚。

(3) 右尺弦，多寒，兼数而无力，是中气虚。

人体一气周流，循环无端，不管某部位是有余还是不足，皆可从对面取之而调整。例如左边上不去，可能是因为右边下不来，故左病右取，右病左取。上有火是因为下有寒，故有一分浮热用一分附子，没有浮热不用附子。下部无水可能是因为上部水源不清，故上病下求，下病上求。

（二四）左尺浮紧有力，伤寒宜解表，汗出即愈；但有力不紧，清心莲子饮或五苓散以利之；无力则为虚，六味地黄丸；沉实为寒宜温；沉迟为虚宜补，故纸、肉苁蓉、锁阳、大茴之类，当消息用之；沉弱微则为虚，不宜直补，所谓补肾不若补脾，正与此同。或十全大补汤佐以补肾之味；沉数阴中无阳，八味地黄丸。

夫浮紧为伤寒，人咸知之。然仲景云："尺虚不可发汗，以荣血少故也。"可见浮紧之脉，全以尺部为主。今左尺既浮紧有力，虽不言及寸口，而寸口皆同可知，故可作伤寒治，解表发汗自愈也。若但有力不紧，其无寒可知，有力为风火交煽，若将延及心部者，是热已彻上彻下，故用清心莲子饮补中而兼清之；或以五苓散，因其在下顺势以行之，导火从小肠出，皆治法也。以上皆浮而有力之脉，紧则发散，不紧则清火，两分其治矣。

若浮而无力之脉见于尺部，尺不宜浮，浮则为阴虚无疑，既无发散之理，亦无泻火之法，惟宜益其肝肾之阴，治宜六味地黄丸而已。同一浮脉，有力从泻，无力从补，又可知也。

若沉脉似与肾经为合，而沉中又有辨。沉而实为寒，与浮紧不同，浮紧为外感，沉实为内寒；沉而迟为虚而且寒，虚宜补，寒宜温，故纸、苁蓉、锁阳、大茴之类皆温而兼补也。寒多虚少温七补三，寒少虚多温三补七。同一寒脉，而浮者则宜发散，沉者则宜温补，两两相照，治法大不同也。然此之沉、实、迟，俱为有力之脉，而尚在温补之例；设或沉而微弱，其为虚，又当补，不必言矣。

然补法之中又有微妙焉。阴虚之人每多泄泻，谓其肾气不闭藏也，若专补肾，则肾家之药多滞，势必坏脾，脾伤则不能运行，泄泻愈不可止矣。故善用补者必先补脾，脾阴足则精微运化，而泄泻自止矣，此东垣所谓隔二之治。且脾能生肺，肺又生肾，循环而生，子母相顾，此古圣贤补肾不若补脾之妙，正与此同耳。或欲脾肾兼补，则十全大补汤，以四君、黄芪补阳，四物、肉桂补阴，更佐以补肾之味，则脾肾两得其所矣。此时之脉尚未变数，犹可缓图。设沉候而数，则水中真火动摇，不久上升，为阴中无阳之症，虚莫虚于此，急莫急于此矣。故不暇他求，直以救水中之火为治，八味丸以引火归原而已。

此条层层剥入，同一浮而有力之脉，紧为伤寒，不紧为火，发散与清火不同治也。次以有力无力辨，有力为实——宜清，无力为虚——宜补。次以浮沉辨，浮在表犹可作实治，沉在里竟断为虚寒。更以实迟弱微为辨，实迟易补，弱微难补，必于子母生克处，深求之。末更举浮数一条，以见诸虚之脉，莫虚于此。又恐人以脉数不敢用桂、附，故断之曰阴中无阳，俱是教人细心体贴处。

任注：左尺浮紧有力，在伤寒是寒伤营，营郁卫闭，发汗解表即愈。但有力不紧，是营郁，疏乙木即可。如果左路木火盛，可用一贯煎。木郁不疏致水道不利，可用五苓散。

左尺无力是肾水收藏无力，用六味地黄丸从右路收藏金水。

左尺沉实，尺沉濡而实是常脉，沉硬而实、坚而实、紧而实为寒，治宜暖水燥土。左尺沉实之时，若右尺不是，则是左不得升；若右尺亦如是，则是下焦有滞。

沉迟而有紧象是寒冱，以附子、川椒暖水土。沉迟无力或沉迟而细，是肾气不足，宜温养，可用故纸、肉苁蓉、锁阳、大茴之类。

左尺沉弱微为肾水不足，要从中土开发与敛收金水两方面考虑补益，肾水是如湖如海，汇为肾水，不是直接往水潭里加水，所以不宜直补，直补也补不上，间接补即补中燥土、敛收金水。“补肾不若补脾”，就是说直接补肾不如去补中燥土，助已土堤水与左旋上奉。或用十全大补双补气血，同时佐以补肾之味。

左尺沉数是温气下郁，或相火沉陷，或壬水热而癸水寒，分别治之。

（二五）右尺浮而有力，系邪脉，后必喘促泄泻而亡。浮而虚，补中益气汤；沉而迟弱无力，命门无火，宜大补阳气；数为虚损，难治之症。

人身根本在于两尺，真水真火系焉。故《经》云：“肾脉沉濡而滑。”为水中伏火之象，是为平脉。故尺脉宜沉不宜浮也。右尺属火，更不宜浮。若右尺脉浮而有力，则为阴虚阳脱之象。盖真阳之火，如灯中之焰，油愈多而焰愈小；又如炉中之炭，灰愈厚而火愈藏。灰也、油也，乃人身之真阴也，故必真阴充足，而后此火不炽。若以房欲竭其真精，如油干灰少，此火遂呈露于外，而尺脉必浮，更兼有力，则元阳亦从而下陷，两阳相合则为邪火。《经》曰：“壮火食气。”其真阴不久消烁尽矣。后必喘促者，肾水既枯，火游行于肺也；泄泻者，肾失闭藏之职，真气从下脱也。根水既伤，不亡何待。故前条用八味丸之时，尚在沉中见数，虽难犹为可救。此之浮而有力，必兼数象在内，故直断后必亡也。真火之不可妄动如此。

若浮而虚，虽为阴虚阳凑，尚可用补中之法，提住上焦元气。至真火，则不可旺，亦不可无。设命门无火之人，脉必沉迟弱而无力，此症全体皆阴，犹之冷灶无烟，中焦水谷何以腐熟？上焦阳气何以发生？故宜大补阳气以救之也。设沉弱之中，不迟而数，则真精既尽，邪火内燔，已烁及骨髓矣。虚损实由于此，治之将安治乎？益见人身根本在于命门，平日当宝惜精元，弗致病势已成，而徒乞灵于草木也。吕祖云：“真精送与粉骷髅，却向人间买秋石。”读之可为惕然。

任注：右尺浮而有力是肾气不收而阳气在外，或伤寒太阳病经病连腑，或出现泄泻。金生水，多有金气不能收，金气上逆会出现咳喘，金气不收多中虚，中虚肝脾郁陷则易泄泻。若上逆下脱，则易形成阴阳离决，主凶。右尺浮而虚，是中虚金水不敛，治用补中气，敛收金水。沉而迟弱无力，属于虚寒，有水火皆不足之象。治以暖水燥土，收敛金水。数是中虚相火不收，是虚损，比较难治。

（二六）右尺洪而有力，六味地黄丸；无力，十全大补汤；沉细，八味地黄汤。

然虚损之症虽云难治，若能救之于早，或病者知所畏忌，十犹可全其四五也。试言之，右尺洪而有力，洪浮之甚者，已知其将来必变喘促泄泻之症矣。然当未变喘泻之时，或用六味救其真阴，水足则火自敛，肾关自闭也。盖茯苓、山药实脾，能使火不炎上，而泽泻自能分清水道，必能防其后患矣。其浮而无力之脉，即浮而兼虚之意，前之用补中益气汤，乃安上焦元阳之法，恐有不可升提者，则十全大补汤，阴阳两停之治，未尝不可酌用也。曰沉细，即迟弱之别名，命门无火之症，是为重阴，大补阳气唯六味加桂、附，水火兼济而已。三症俱将成虚损之脉，若急从此施治，所谓见之于早，犹有挽回之机，否则或以清凉降火，或以分利亡阴，或用破气损阳，病者又不知禁忌，则气血日削，一变而成虚损之症，难治必矣。

任注：右尺洪而有力，是金水敛收不足而相火滞于壬水，用六味地黄丸凉营、敛收金水。右尺洪而无力，是中虚乙木失养。治以四物养营，四君益中气，用黄芪、大枣补肺气，桂枝疏木，使金收水藏。右尺沉细，是癸水之中，水火皆不足，用六味敛收金水，以少量桂、附暖水疏木，以领生长。

（二七）左尺沉细数，亦用六味地黄丸。两尺浮大，肺气先绝，金不生水，故尺浮大。

任注：左尺肾水应沉而有力，今细数，是肾水不足而有火，用六味地黄丸凉乙木、敛收金水。两尺浮大是先有肺气散漫，金不收而后水不藏，所以尺浮大。

（二八）左尺微细不起，右尺带数或浮大，病名虚损，调养二三年方愈。

右尺沉数，固为虚损难治之症，即左尺沉细数，亦未尝不为虚损也。左尺为天一水位，其性沉，其象滑，一变细数，则真水全枯。火从空发，焦筋烁骨，靡不由之。欲救此水，六味之外无他法矣。若究尺脉所以浮大之故，总由人不爱其生，或房欲以竭其精，或怒动肝火，或劳役以伤脾土，或忧虑以伤心神，以致土不生金，木无所畏，火反克金，肺家成一枯燥之脏，自顾不暇，焉能生水哉。是肾水之上源已绝，更加五志之火燔灼，水必立涸，脉遂浮大，欲其不成虚损，不可得也。故或微细，或浮大，或带数，皆谓虚损。若医家善于调治，病者善于调养，必待二三年方愈。盖一年之间，五脏各有得令之时，如春木旺，夏火旺，长夏土旺，秋金旺，冬水旺，能于此处着意，则五脏遂有相生之益。调二三载，而五脏始坚牢无患。若欲责效于一时，或行某令而不知自和，某脏贼邪必乘虚而入，反有戕贼之害，焉能相益哉，欲病之全瘳难矣。

任注：左尺微细不起，是肾水不足而又升达无力。右尺带数是有热，右尺浮大是金不收而水不能藏，名曰虚损。升达无力致阳亏，敛收不足致阴亏，是谓虚损，需调养相当长一段时间。

（二九）凡浮大之脉见于右尺者，俱是假火，按内伤施治。

所以尺脉不宜浮大，而分左右者，左属水位，浮为水虚，火尚未动，又有外感之症，左尺亦浮，从外施治可也。若右尺亦浮大，则命门之相火亦离其位，不久上升，故识者知其为假火。龙雷之火为假火，非凡水所可灭，宜按内伤施治，急用八味敛其阴阳，犹为可救。设作外感有余症治，或用寒凉降火之法，其火乘发散之药，直升巅顶，遂至面红耳赤，烦躁不已，大汗如油，脱阳而死。盖凉寒降火，唯实火见之则灭，肾中之火得寒凉而愈炽矣。故浮大之脉，一见于右尺，即当作内伤施治，此为秘法。

任注：浮大之脉见于右尺，右尺是收藏之位。浮是不收，大亦是不收，没有阳集之有力，所以是假火，假火按内伤施治。

（三十）凡虚损痨病俱见于右尺，伤风外感俱见于左尺。左尺不见太阳，内伤劳役无疑。

大凡右尺之脉宜沉软而滑，水中伏火方为正脉。或浮，或细数，或有力、无力，皆病脉也。故命门不伤必不成劳，劳若已成，当于右尺脉参详之，以定真确。盖右尺与左尺不同，左部只算得表，故伤风外感之证只于左尺。见浮洪、浮紧，即两尺俱兼见浮者，若有外感伤风之证在，亦算不得虚劳。至左尺无邪，而又不见太阳头痛、发热、恶寒等症，独右尺见浮虚、细数之脉，则为劳役内伤无疑。此时犹不急作内伤治疗，误认发热、恶寒、口渴为有余，而用清火发散等剂，命将安保哉？此三条独提出右尺言，以示人认病之法，最为神秘，学者当默识而深思也。

任注：虚损痨病，必有中气亏虚，中虚金不能收、水不能藏，使右尺不能沉而有力，故虚损痨病右尺必病。伤风外感使营郁卫闭，左关必病，使左尺肾水不能正常生发，所以左尺亦病。若不见太阳伤寒与中风症状，左尺之病必是内伤劳役所致。

（三一）脉沉而有力，大便秘者，用承气汤；沉而无力，大便秘者，芎归枳壳汤。

此赅举三部而言。盖大便秘结一症，有虚有实，最宜从脉上参看。如三部沉而不浮，且有力，脉实矣。而大便又秘，必有燥粪、实火停滞三焦，所谓痞实坚满具备，即当用承气汤下之，行去宿物，使火不闭结，津液得以保全。如伤寒有趺阳负少阴之症，趺阳胃土，少阴肾水，土太实则肾水受克，立致枯槁，故用大承气汤急下泻胃，以救肾家津液，此条即其法也。若脉虽沉而按之无力，是内无有形之物停滞，而亦大便秘者，即知其血燥津干，不能滋润

大肠，故呈此虚象耳。若用此承气汤，则关防一撤之后，必将洞泄不止，元气立倾。故只用芎、归以润燥益血，而以枳壳调气，使气血流通，不治便而便自通。病有虚实，必当于脉中分晓也。

任注：脉沉而有力，如果大便秘，是阳明腑气不利，可用承气汤荡其腑气。脉沉而无力，是中虚推动无力，致使手阳明大肠结燥，而没有燥热。若有乙木燥涩，肺气不降，用芎归枳壳汤治疗便秘有作用。

（三二）凡脉沉而带数，阴中伏火也。宜泻阴中伏火，六味地黄丸之类。豁大无力，阴气犹未绝也；倘豁大有力，三月后必亡不治，泄泻见此脉者，亦不治。

前辨有力为实，无力为虚，言之详矣。然有力中又分吉凶，须详求证状而合之，不可据作实治也。即以前之沉脉论之，凡三部脉，沉即为病在阴分，沉中带数，即为阴中伏火。此火非真火，乃耗阴之火也，若不泻之，必燥阴血而枯津液，故用六味养阴之药以泻之，使阴血足而火自退。此泻法，较前承气之泻大不相同。承气汤以泻为泻，脉有力故也。此以补为泻，阴中有火，脉沉无力故也。但多一数象，故不可作实火治。设遇豁大无力之脉，豁大浮也，浮脉满指，豁大不能满指，假有余之脉也；无力者，火犹未动，阴血虽少，尚未绝也，已属难治。若豁大变为有力，则阴气绝矣。阴气已绝，元阳无附，不久外散，故知三月后必亡也。三月者约略之辞，言见此脉，在世不久。

若见烦躁、喘促、发热、头汗等症，亡在数日。可见阴为阳之根蒂，阳宜调护，阴亦不可不设法调理。故更举泄泻一症以例之。泄泻，原肾虚不能闭藏之症，久而不已最能损阴，阴去则阳必外出，故脉见豁大有力也。前二十五条云："右尺浮而有力系邪脉，后必泄泻、喘促而亡。"正与此条互相发明。前条独见右尺，已知阴亏阳脱，此条兼见三部，其凶犹甚。可见同一有力之脉，在内者犹云可泻，在外者已属无根，可漫从实治乎？又伤寒脉，亦浮紧有力，然紧中原有沉意，又必候尺脉不虚，方可表散。此之豁大，重按全空，即非伤寒发散脉也。此等脉甚多，泻之不可，散之不能，补阴无及，辞以不治，不旬日而殁，有必然者。

任注：沉主里，数多为热，见沉数脉要看热在何经何脏何腑，根据升降、出入分别予以治之。至于是否要用六味丸，则不一定，例如对于鼓胀、水肿、淋证等，虽脉沉数，亦不宜用六味丸。

豁大无力是气虚、气分不收，气分不收尚可收敛为阴。倘豁大有力，是在气分不收的同时，出现阳气浮动。阳不得收，有可能浮越离散而去，阳越则人亡也。泄泻见豁大有力，是肝脾郁陷不升而气逆气散阳浮不降，亦不治。

（三三）凡杂病伤寒老人，见歇至脉者，俱将愈之兆。惟吐而见歇至脉者死。

又有一种歇至之脉，人皆断为凶者，不知反为吉兆也。盖歇至有结、促两种，结者，迟而止也，病后阴血方生，

阳气尚未充足，不能协济其阴，故有迟滞之象，缓行略止，候阳气一充，全体皆春矣。促者，数而止也，以阳气犹旺，阴分少亏，不能调燮其阳，故有奔迫之势，急行一止，俟阴血渐生，则五脏自然畅遂矣。此皆将愈未愈之时，故见此疲困之象，待愈后即无是脉矣。故杂病、伤寒，庸医误治，或损其阳，或亏其阴，往往轻病变重。然而未至过伤，久之，元气藉谷气以生，辄见此等之脉，乃阴阳渐长之机，非气血全亏之候也。至老人年力渐衰，或病后见歇至之脉，不过阴阳两亏，非凶脉也。可见诸症俱不妨于歇至也，唯呕吐一症不然。吐者，胃气逆而上行，将胃中有形之物尽情吐出，此时元气已泄尽无余，脉若平和犹可保元降气，倘一见歇至，是肾气已绝于下，不能上供而匮乏。凡益阴、降气、扶阳等法俱无所用，虽用胃必不纳，仍复吐出，是生气已绝于内矣，故曰必死。

任注：杂病、伤寒与老人患病，邪退之时气血亦虚。气血虚，脉可能会见歇至。因此见脉偶一歇至，是正虚邪亦退，昭示病或将愈。吐见歇至脉是中气大虚而胃气又逆，胃气不降会致阳气不收。大虚之时，阳气不收，情况凶险。

（三四）胃脉见豁大，保元汤加麦冬、五味子。见于脾脉，保元汤加干姜、白术。见于大肠脉，八珍汤加黄柏、知母。见于肺脉，八味地黄丸。见于小肠，六一散或车前子、木通等药。见于心脉，大补阴丸。见于肝部，四物汤加柏、母。见于胆部，黄连泻心汤。

豁大有力既断为凶，则前所云："豁大无力者，以其阴气犹未绝也。"此阴气未绝，即有下条沉缓字在内，故分经用药，冀图一获。既未尽凶，则不可不细商治法矣，请于各部详论之。胃者，五脏六腑之大源，此而一虚，则仓廪之防必弛，而失其受纳之职，故右关必豁大无力，唯保元汤，参、术、陈、草以大补其中气，而加麦冬、五味以收其胃阳。脾者，运化五谷，升清降浊，皆其职也，此而豁大，脾虚无疑，治法亦同，用保元汤安中土，而易干姜、白术暖其脾阴也。至于大肠脉亦于尺脉诊之，此而豁大，虽云大肠失传送之职，又恐命门之火因而脱出，故急用四君、四物以两补阴阳，加入黄柏、知母以坚水而泻火也。若见于肺部，恐火乘金衰，不能生水，失其治节之令，故用八味地黄丸，养阴而兼引火下行。见于小肠，小肠为火腑，主变化糟粕，分别清浊之处，故必用滑石、车前、木通利水之剂，清火而人自安。至若心君无为之脏，亦见豁大之脉，必系相火上干，故以大补阴丸，知、柏、地黄、龟板，味厚质重者敛而降之。若肝者，藏血之海，此而豁大，血不足也，相火寄于肝位，火跃跃欲起，急以四物养肝，知柏坚肾，血足而火不起矣。胆为肝府，胆虚则相火亦起，势必延及心君，故用黄连泻心汤，凉其肝胆，且泻其子，方为无恙。以上六条，各分治法，不必拘执，各有其妙，于此而变通之能事毕矣。

任注：胃脉见豁大，是中虚胃气不收，以保元补中气、益营卫，加麦冬、五味子清收、敛降肺胃之气。

豁大见于脾脉，是中虚脾气弱，故用保元补中气、干姜温中、白术益气燥湿补脾。

豁大见于大肠脉，大肠司阳明燥金，燥金收敛，脉却豁大，阳明属多气多血，今阳明虚而不敛，故以八珍益气养血，或加黄柏、知母清不位之相火。

豁大见于肺脉，是肺气不能敛收，右路阳杀阴藏，首当清敛肺气，收降金水，故用六味或八味丸。

豁大见于小肠，小肠为丙火，丙火化为壬水，脉豁大是丙火不能收降，故用六一散或车前子、木通等药利水清热。

豁大见于心脉，心脉浮大而散，豁大相对于浮大而散，是更稀薄、软散，外散有余而收敛不足，须敛收为阴，故大补阴丸方向上是对的。

豁大见于肝脉，肝脉牢长而见柔缓，肝主藏血，阴者阳之守也，血虚气无所附，故见豁大，用四物汤养血，则脉形可收。

豁大见于胆脉，是相火逆上而发露，用芩连泻心收降。

（三五）凡豁大之脉，须沉缓可治，沉则胃不绝，缓则脾不绝；倘非沉缓，药必不效。

以上之用诸药分治者，非谓豁大无力之脉必无害也，又必于中候得沉缓之象方为可治。何也？六脉皆以胃气为本，四时亦然。今中候正胃之所在，脉于中候见缓大而敦，是为脾胃之气不绝。《经》曰：“有胃气则生，无胃气则死。”故断其可治也。虽然豁大之脉，外候尚不满指，更兼无力，则奄奄一息，已在虚虚之列，何能沉候见缓脉哉。倘非沉缓，虽多方按部位用药，亦必不效。可见阳必以阴为根，五脏又以胃为本。胃者中也，阴者内也，中内不伤，阳气必不外散而成豁大也。诊家当三复斯言。

任注：豁大脉易浮，浮则阳易离越，豁大能沉则阳不易离根，有根则病可治。缓是有胃气，有胃气则生，无胃气则死。

（三六）凡脉豁大，外有火；沉细里有火。六脉俱有火者，宜八珍汤和之。

其用药不效何也？脉见豁大，阳已脱空向外，为无根之火，则为壮火。《经》曰："壮火食气。"非惟不能固护元阳，而元阳反为所蚀，不久变为有力之脉，虽欲敛阴，阴以无根，不效一也。若内见沉细之脉，细与缓不同，缓为荣血有余，细则阴精枯竭，亦能生火内烁真阴，不久变为细数，即成虚损，无药可治，不效二也。以上或在外豁大，或在内沉细，俱为难治。唯六脉俱有火者，所谓豁大而沉缓，此则阳虽外向，阴尚充足，当以八珍汤和其内外，使阴阳得补，气血自安，然后求其孰有孰无，以为善后之计耳。《经》曰："有者求之，无者求之。"豁大之脉，前后再三调停，斟酌如此。人可不于未病之先，思宝其气血，岂可于既病之后，而妄施汗下，以两损其阴阳，致内外既伤，病邻虚损，不可救矣。

任注：豁大是脉不能收，气浮而阳易散，所以若有火，是在外，一般豁大无火。沉细，沉者主里，细者少气或少血，细是脉体纤细但边缘明显，是阳可收之象。沉细不一定里有火，血虚脉细，因血虚气无所附可能有热，但多表现为脉大。肝肾不足、精亏脉沉细，可能有热，也可能无热。脉沉细也可能是因为阳气不足而没有热，甚至是虚寒。

虚损劳症之中，如果六脉俱有火，是皆因中气虚弱，才有四象之乖张。以四君子补益中气培土，使土可生金、金可生水，水可润木。以四物汤调营，其中生地凉血滋木清风，白芍双清甲乙，以收木火之势，则六脉之火可熄。

脉法解·卷下

明·周慎斋　著
清·陈嘉璴 注解
民国·方伯屏 鉴订

（三七）凡诸脉，不大不小，不长不短，无数短、紧细、豁大，易治。

夫人病脉不病，虽困无害；脉病人不病，名曰行尸。可见凡人皆以脉为主。故有或大或小者，大为有余，小为不足也；或长或短者，长则气治，短则气病也；或数或紧细者，数为有热，紧为有寒，细为内不足也；而豁大之脉，则外假有余，而中藏不足，凡此诸象，皆为病脉。又或有病之人，脉中无大、小、长、短、数、紧、细、豁大诸象，是虽一时有诸病苦，而胃中天真之气无伤，焉能为害哉，易治必矣。

夫脉者血气之先，虽五脏各具一象，然总不离乎胃气者近是。《素问》云："四时皆以胃气为本。"胃气云何？不疾不徐、不大不小、不浮不沉、悠悠扬扬，如春风杨柳之状是也。即有病之人，而见大、小、滑、数等脉，然细细寻求，此中必带缓象，方为有胃气，凶者犹可返而为吉。

若但见刚牢坚劲，或如蛛丝羹肥（羹肥二字出仲景脉书，阳虚之极也），是绝无胃气矣，焉望其能生哉。故《经》曰："有胃气则生，无胃气则死。"旨哉斯言。

任注：不大不小，不长不短，是脉体之前后左右皆大致正常。但这仅是脉体，脉还有许多其它考虑，尚不可轻言易治。后一句："无数短、紧细、豁大"，数短是脉体短，不是不短。紧细是脉体细小，不是不小。豁大是脉体大，不是不大。所以这后一句似为赘述。

（三八）浮沉迟数弦紧洪，有力为实无力虚。狂言乱语沉细死，无言无语缓莫疑。

又有同一脉象，而分虚实者，其要诀只在有力、无力上辨也。如浮、沉、迟、数、弦、紧、洪七脉，乃常见于指下者，皆可断为实脉也，非比细、短、微、虚、散、涩诸脉，而知其不足也。然不知从有力无力上分虚实，其误人不浅矣。请详言之。浮为在表，有力为风，无力则为血虚（仲景云：浮大为血虚。他书俱作气虚，非也）。沉为在里，有力为积，无力则为气虚（此沉而无力，古人亦作血虚，虽似近理，然沉在里，里犹有存，浮候全无，气将安在？且浮无力作血虚断矣，则沉无力自当作气虚断为妥。然又必与症合看，方为不谬。神而明之，存乎其人耳）。迟为寒，有力为寒实，无力则为阳虚。数为热，有力为实热，无力则为阴虚。弦而有力则为风痰疟疾，无力则为中气虚寒。紧脉有力、无力与弦脉同断。洪而有力为实火，无力则为虚阳上泛。即此七脉之中，其虚实径庭如此，于此一差，生杀反掌，可不明辨而致慎欤。

然此犹有症可合也。如脉实症，实则从有余；脉假实而症虚，则从不足。胸中了了，指下详明，犹可不致偾事。设病与脉不合，又将何以措手？故指出一狂言乱语症以例其余。狂言乱语，实症也，《经》曰："重阳则狂。"脉必洪大坚实方为合法。设或得沉细之脉，是阳病见阴脉者，死矣。盖内里真阴耗尽，神明无主，仅存一线之阳在于上焦，故作此躁扰不宁之象，不久此阳亦去，不死奚俟哉。此症救阴救阳，两无所施，故知为必死症也。若无言无语之症，此为虚寒无疑，而脉又缓而不躁，则为脉与症合，一用扶阳之药立可回春，又何疑哉。故先辨其孰为虚，孰为实，又必脉与症合，而用药始无差误也。

浮大，有云气虚者，有云血虚者；沉细，有云血虚者，又有云气虚者，使后人何从着手耶？予为解之云：浮大有力为血虚，无力为气虚；沉细有力为气虚，无力为血虚。于此中细细参悟，其理与症合。后凡言阴虚阳虚，错综不等者，皆于此中合看，弗谓其自相矛盾致生牴牾也。

任注：实与虚的概念划分属于二元论范畴，简单、易懂、易掌握。但仅适于进行粗略、表浅地判断。有力不一定为实，例如尺脉沉弦有力，是阳虚。无力不一定为虚，例如右关濡缓为湿。狂言乱语是阳浮于上，阳明不降，而脉却沉细是里已明显不足，里虚不能敛收浮阳，阳离则死。无言无语，即使神志昏迷，只要脉缓，是有胃气，根本在，

不需着急。

（三九）凡病，前宜表里和解及归脾，再调气血痰。任意治之，不外参、苓、芎、归，再加术、草、芍、地，应陈皮倚着八珍用。

夫人百病之生，有在表者，有在里者，见表治表，见里治里，犹易也，惟表里夹杂之症，最难详悉。故表有余而夹内虚，则解表之中必先固里，恐中气不足，汗泄遂脱。又有内虚症，纯是不足，急当用补者，而其中带一二分表症，倘不于补药内略兼散邪，则邪气得补而遂锢，乘虚内攻，耗血生痰无所不至，病遂久而不能愈矣。故于治病之初，必审其里虚、里实。实者无论矣，倘里虚当补之症，其间夹杂一二分外邪，必于补药中加一二味和解之药，使外邪尽去，然后专一调理，其内方为无患。故东垣补中益气汤，用六味补元健脾之药，而加升麻、柴胡，以祛其未尽之邪，正是此意。东垣自注云："有虚人不任解散者，可用此方。"此即表里和解及归脾汤之义也。然后再审其孰有孰无而治之，谓气虚则补气，血虚则养血，有痰则消痰是也。至调和气血之法，不外参、苓、芎、归，参以补元，苓以利水，芎、归以活血。若欲调里，益脾无过术、草；滋阴无过芍、地而已，合之则为八珍汤也。而虚人往往有痰，故八珍大补之中，略加以陈皮利气，斯为善治耳。按芎、归、芍、地乃血分药也，而芎、归味辛善行上部，故慎斋采之以补气；参、苓、术、草乃气分药也，而术、草善补脾阴，故慎斋采之同芍、地以补阴。从前未经道破，得慎斋错综变化，更觉其中理趣之妙。

任注：对于外感，伤寒、温热、湿温、温疫、寒疫，要按伤寒六经提纲与素问热病六经提纲去求治，不是所谓表里和解能解决的。

对于内伤，要按六经与五行，即按四象枢土与一气流行去求治。归脾汤体现不出升降浮沉，仅是养一下肝脾而已。八珍亦是如此，不可到处布施。

（四十）凡脉浮大数，或两手浮大数，或轻按浮，重按虚小，或肾脉重按无力不清，皆中气不足。微紧、微弦、微数，皆系脾胃不足。

前条里症夹表邪，故略用和解之后，即专意治里矣。然有纯是表脉，而与表绝不相干者，又不可不知也。表脉无过浮大数，或一手浮大数，尚属可疑，若两手俱然，鲜有不作外感有余治者。然有辨焉，浮大有力为外感，浮大无力则为内伤。故仲景曰：“平人脉大为劳。”又曰：“浮大为血虚。”以营血空虚，内无所守，故阳气外散而发热，上攻而头痛也，况又有“尺虚不可发汗”之戒。此而重按无力不清，非中气不足及血衰之故欤？若误用发散之药，而其汗不出，则发热头痛更甚，以血少不能酿汗也；设大汗出，则阳气又随之而去矣。毫厘之差，千里之谬也。更有紧、弦、数三脉，人罔不曰紧为寒，弦为风，数为热，不知有微脉兼之，则均为脾胃不足也。紧为胃寒，弦为木克土，数为胃津枯，此等症急以补中气，养营血，理脾胃

为治，则邪火退去，精血日渐以生，久之自痊，医者可不知之？

任注："凡脉浮大数或两手浮大数"，脉大为劳，劳伤中气，脉大而浮是气虚不敛，浮大数是阳气不敛。"或轻按浮，重按虚小"，是阳浮，是气虚不敛。肾脉重按无力不清，是肾水敛收不足，需培土生金，金生才能水藏。在虚损劳中，脉微紧是中虚内寒；微弦是中虚木贼；微数是中虚不足，被我胜者侮，被胜我者乘，皆系脾胃不足。

（四一）凡脉沉迟冷汗出，险；沉细冷汗出，死；洪大冷汗出，立死。

前条因血虚而阳无所附，故显一假有余之象。然又有阴盛阳虚之候，不可专意于内，而竟遗其外也。即以沉迟之脉论之，沉为阴，迟为寒，固知阴寒在内矣。夫在外之阳气不衰，则在内之阴寒必不甚。此而冷汗出，是阳分衰微之极，不能固护腠理，阴邪直凌心君，以至犯上无等，诚险症也。此时若一意救阳，尚有寒谷回春之机，症虽犯手，犹为可救。倘不以救阳为急务，则脉必渐转而为沉细，非阴寒反退，直从皮毛泄尽无余，此时虽欲回阳难矣。设再变为洪大，则真阳尽出，内已离根，汗出而冷，则命根与此汗同行矣，故云立死。盖阳以阴为根，阴以阳为卫，救阴救阳，责任匪小。医者不能认病真切，或救之不力，必致危险，无所措手，可不细辨其阴阳而慎之于始乎？

任注：冷汗出，亡阳。脉沉迟是阳虚，但阳尚未离越，所以险。脉沉细，细是气少，又为阴分不足，冷汗亡阳耗阴，所以脉沉细出冷汗者更危险。脉洪大是阳浮，冷汗又亡阳，阳会随汗泄迅速消失，所以立死。

（四二）如脾脉顿数，肾脉重按无力不清，外无表症，宜补中益气。尺脉大于寸脉，阴盛阳虚，宜汗。寸脉大于尺脉，阳盛阴虚，宜下。尺脉浮而有力，宜表，无力补中；沉而有力，滋阴降火，无力，地黄丸之类。

脾脉顿数，向不数而忽然数也，系劳碌大过之脉。《经》曰：有所劳倦，形气衰少，谷气不盛，上下不通。胃中热为中虚，肾脉重按无力不清为血虚，皆不足之症。而浮数则似乎外感，有重按字，故知脉浮却未有表症见于外，必用补中益气，以补中焦。脾胃充足，得以上升为元气，下降为阴血，不特中气足，而肾气亦平。设尺部有力，反大于寸脉，尺为阴，是为阴盛阳虚，可断为外感之症，宜汗之。《经》有“尺虚不可发汗”之戒，可见外感证虽具，必尺脉实而后可汗也。设寸部有力，反大于尺部，寸为阳，是为阳盛阴虚，阳旺则为火燥，烁胃中津液，大便必致坚硬，故宜下之，一下而热化津生，自不致伤阴矣。以上两条俱有余症，全在大字上看，以大必有力也，且阴阳不和，上下不能齐等，故只从实处治之，使阴阳和平而自愈。然云汗者，必有外感之证与脉合；下者，必有不更衣之症与脉合，方可放胆为之也。又医家往往以寸大为外感而汗，尺大为内实而下，以为阳邪在阳，阴邪在阴，亦似有理。

然但语其常，未通其变，得慎斋错综变化之论，学者更增许多学识矣。故曰“尺脉浮而有力宜表，此为妙法；设无力则宜补中，无疑矣。假使不浮而沉，直须丢去表病，一意于内商之；若沉而有力，则为实火在内，阴尚未亏，可用滋阴降火寒药，火去而阴自宁；若沉而无力，则阴血以虚，直以六味地黄之类，生阴血，补肾水而已。

此条纬，足上文数条之意。故外感、内伤，虚实互呈，见病之变化不测如此，医者当用活法求之，不可胶于一定，而不知变通也。

任注：脾脉顿数，是上一时段不数此时数。突然变数是虚了，因要增加频度才能满足供给。

“肾脉重按无力不清”，肾脉沉而濡实是为常脉，肾主闭藏，须敛收得很密、很紧，今重按无力是肾水敛收不足，不清有散沙之义。此时宜补中气、益营卫，使土能生金，金令行，金能生水，水才能收藏。中气得补则脾脉不数，肾水得敛则肾脉不会重按无力不清。

“尺脉大于寸脉，阴盛阳虚，宜汗”，左手尺脉大于寸脉，左手主升，是木不得升而陷于下。左手由阴出阳，可以使用疏营泄卫开太阳之法（汗法），使沉陷之气升达，以瘦左尺。但临床上出现这种情况多伴有中气不足，多因中虚而沉陷。中虚之时不同时补中气，左尺部沉陷是升不起来的。

右手尺脉大于寸脉，或因左尺大而致右尺亦大，或因右尺敛收不足，或因下焦有滞塞、热结，例如大便秘结、小水癃闭、下部痈肿。若尺部热可以使用清法，大便秘结可以使用下法。

当双寸微弱，两尺有脉之时，可以说尺脉大于寸脉，有可能是阳虚，但不一定是阴盛。“寸脉大于尺脉，阳盛阴虚，宜下。”左寸大于左尺是常脉，若过分大于左尺，是君火发露于上。右寸大于右尺也是常脉，若过分大于右尺，是君相之火不降。以上不宜使用下法。若土燥阳盛，可以考虑下法。

尺脉浮而有力，若为外感，宜表。若非外感，为热宜清。尺脉浮而无力，是敛藏不足，治宜补中气，培土生金，使金收水藏。

尺脉沉而有力，有力是一个模糊的概念，可以为热，也可以为寒。为热可清之，为寒可温之。尺脉沉而无力，治宜敛收金水，可用六味地黄丸之类。

（四三）凡脉洪滑，系阳脉，无痰则为富者脉，洪大、浮大俱为病脉。沉细系阴脉，沉迟寒，沉数热，倘沉、实、细、数俱为病脉。

洪为阳，滑为阳中之阴，脉得洪滑，阳气有余，而阴分亦无亏也。然滑脉必有痰饮居于其部。倘滑而无痰，则气血流通，富厚有余，无病之脉也。此又发前人所未发。惟洪大而无滑象，则阳过盛而阴分有亏，即为病脉矣。浮大亦然，但浮为风，洪为火，略有分别耳。至沉细，则为阴脉，阳分有亏也。沉而带迟，则营中寒；沉而带数，则营中热；沉而实，则阴分过盛，势必侵阳；沉而细，则营

血大虚，阴阳两亏。以上四条又为阴阳之病脉矣。医者于此，或泻或补，或温或凉，可不从心变化，消息治之乎？

任注：洪滑，要分部分析。洪大为阳盛，浮大为气虚不敛。沉迟是阳气已收，而营能自和。沉迟为寒，有时又不是寒，例如运动员脉沉迟。沉数，数多阳盛而为腑，但若中气不足，脉亦会数，沉数不一定为内热。脉实有郁满之意；沉细有阴分不足，亦有阳虚之渐；沉数有内里推动频繁之意。是否为病，还须结合察色。

（四四）左脉微弱，右脉豁大有力，方用六味地黄丸加五味子、干姜、益智。

（四五）右尺大，君不主令，相火代之，邪火不杀谷，宜温火以生土，六味地黄丸加五味子、干姜、益智。

脉亦有两手不等者，如此条之左微弱而右豁大是也。盖左三部皆属血，微弱为血虚，虚则生火；右脉主气，气有余便是火，以左之微故成右之大也。心不主令者，心君无为而治，未尝妄动也。即有余而动，亦是胞络之火，此为凡火。惟外感阳邪，即发可以水折之。今非外感症，而右尺大，即是相火代君行令。此火非水可灭，但伏于肾中，则为釜底之火，而能腐熟水谷，若一离肾位，则为邪火，如冷灶无烟。故上虽见热症，而腹中之饮食难消，所谓邪火不杀谷也。治此症者，忌用一切降凡火之法，而用寒凉消导，反致脾胃受伤，愈不纳不消矣。唯六味养其真阴，阴足而火自敛，更加五味以助其敛，更以干姜、益智之辛热者引之归原，所谓同类相求也。火既安位，即能生土，而饮食自消。如是则阴阳两得其平，水不虚，火不炎矣，是为治阴虚火动之圣法，与后人滥用知、柏滋阴者不同也。

温火以生土，即此条之病机，然亦未尝不可概论也。盖世之论火生土者，原非君火之谓，乃命门之火也。君火只能焦土，不能生土。惟此真火在下，方能使胃气蒸腾，消磨五谷，润泽肌肤也。试观老人之火渐衰，而食即减少，运化渐迟；婴儿元阳充足，食物易消易饥，岂非真火盛衰之验哉。

任注：左脉微弱是阳虚，因左路阳生阴长。右脉豁大有力，是气虚阳浮不收，治须暖水燥土，助肝脾，益营卫，敛收肺胃之气。此时用六味地黄丸因有生地凉血滋木清风，不宜于左路脉微弱，所以说是甚不宜用六味丸。可以四君子汤加干姜温补中气，以麦冬、五味子清敛肺金，收脉之豁大有力。也可再加生黄芪、生牡蛎、当归。

右尺大，若大而有力，为下焦结聚，如肠燥便秘、肠痈、小便不利、太阳病膀胱热结、膀胱蓄水、蓄血等，治宜下之。大而无力是敛收不足，治以敛收金水，可以考虑用六味地黄加五味子，同时注意是否有中寒。若有中寒，须加干姜、益智仁。

（四六）血证，脉见豁大无力可延；短数、细数、紧数、豁大有力不祥。

人身之血，象水属阴，色赤似阳，阴中之阳也。其原出于中焦，蒸腾于肺，下降而化为血，流行四肢百骸之间，经络无处不到，无一息之停，以奉生身。如何而有失血之证哉？必其恼怒伤肝，饮食伤脾，色欲伤肾所致耳。然血证有上下之分。肠风尿血下行也，呕血吐血上行也。凡见血证，即是内伤中虚，虽挟火而来，其不足之症自在，故脉必以豁大无力者为吉。豁大者，如芤脉中空之类，血虽脱去，以后不相继而至；无力，虚火已熄，俱为佳兆，急以健脾养血为主治，未尝不可延生。如见短数者，短为气血不相续，不堪再吐；细数者，细为血分已衰，衰则骤难生长；紧数者，紧为血寒而凝，瘀血稽留，更加之以数，则火方炽不能遽止，三脉俱非吉兆也。设豁大中空之脉而有力，血虽不相继而至，然阳气已无所附，必至气短喘促而死。此四脉者皆不祥之脉，吉凶于此可判矣。以人身之阴阳，不可一刻相离，而邪火不可妄动耳。

任注：失血气无所附，脉见豁大无力是气浮散漫，但尚可收拢，故曰可延。若见豁大有力，是气散阳浮不归，阳欲离越，所以不祥。若脉见短数、细数，数是有热，血亏热蒸为逆；短是气病，细是气少，失血者若见气病、气少，是气血皆败，所以不祥。脉见紧数，紧为寒，或外为寒束，而数为虚。失血是失血中温气，失血名为失阴，实为失阳。脉为寒或外为寒束，实是阳已甚弱，所以也不祥。

（四七）凡身热有汗，俱属血分虚。若脉浮大无力，作阴虚治之必不效。

（四八）惟脉浮大有力者，六味地黄丸加人参，或作汤服。

《经》曰："阳盛生外热。"以阳独盛于外，而阴虚于内。故身热者，知其血分必虚也。然阳主闭固腠理，必无汗出，此而身热有汗，则阳欲外亡，况有浮大无力之脉以证之。此等证亟宜先补其阳，阳旺则阴自生，热反退，未闻阴旺能生阳也。世人每见身热者，不问有汗无汗，亦不审其脉之有力无力，能用滋阴之剂，即为明理之医，不知阳已外脱，不能内而和阴，虽用芩、连、知、柏，阴未必生，徒增其寒，外必反热，汗必反出矣。故不明补阳之理，作阴虚治之必不效也。唯身热无汗，更得浮而有力之脉，斯则阳虽独旺，尤未至于外泄，方可作阴虚治，用补阴之法耳。然补阴之药，又非世所用四物、知、柏之类，须用六味丸之萸、地补阴，苓、药健脾，丹、泽引火入内，更用人参之大力者，随补阴之药，引阳气入里，而与阴和，斯外热退，而阴中有阳矣。此条即滋阴之妙诀。倘单用六味而无人参，虽于脾气无碍，阴血或可渐生，而在外之阳已无所附，不能遽入而与阴和，其热症何时而已哉。故一经指出，而始知慎斋用参之妙也。汤力更速于丸，故作汤亦可。

任注：身热有汗，卫开营泄而为汗，汗出热减、营减。

若身热汗出已有数日或一段时间，会致营血亏虚。血虚易生风燥，风燥易致营涩，营涩易致郁遏。温气郁遏，又会出现身热。若脉浮大无力，是气虚不收，应养营益卫，补中气，敛收肺胃之气，作所谓的阴虚治，滋阴降火，寒泻中阳，则必然不效。

脉浮大有力，浮大气虚，有力阳浮，可用六味地黄凉肝滋木清风，敛收金水，加人参益气。

（四九）下部见数，不得用干姜，宜附子升起；上部见数，宜用干姜，以其温中达下也。

夫阳之为物，如天之有日，要使其与阴相和，而不相亢，亢则为火，反能耗阴矣。如下部脉数者，言下部则上部不数可知，是为阴虚而阳陷。治法于养阴药中，加附子以升阳。附子之性走而不守，其气纯阳，故能藉同物之物，以归于上焦。又有上部脉数者，言上部则下部不数可知，是谓阴虚而阳脱。治法亦于养阴药中，加干姜以驱火下行。干姜味辛，能温中而达下，亦藉之以安其火。两药各有所宜，不可误用也。设当用附子而误用干姜，徒增上焦之热，下火反炽，益耗其阴。当用干姜而误用附子，则上焦之火不能达下，反游行于三焦，而增烦躁矣。此法人所不能知，亦不善用也。何也？医者诊得数脉，便谓热极，唯知用凉药以清解，焉知有元阳下陷上脱之理乎？又焉知以热药退数脉之理乎？按慎斋三书有云：凡外热者，皆是内不与阴和，用干姜回脾之阳，而使外交于胃；用吴萸回肝之阳，而使外交于胆；用肉桂回肾之阳，而使外交于膀胱，阴阳和而热自退矣。此诚千秋只眼，非他人能道只字者也。

任注：下部见数，是相火沉陷。右下部相火沉陷，宜先清壬水，待壬水清，再以附子暖癸水。起初清壬水之时，若中土虚寒，可先用干姜温中，而不能用附子暖下。左下部相火沉陷，是中虚不枢，提不起来。宜干姜、砂仁、茯苓燥土，桂枝疏木。相火既陷于下，所以先不宜用附子。

上部见数，是中下寒，宜用干姜暖中土，使胃降肺降，君相之火方得下降，收于癸水。

（五十）心脉洪大，命门脉不起，是为心之正脉，主富；匀净，主贵；沉小，亦是正脉；豁大，心包络少血，宜归脾汤之类。脉见短涩，俱是心包络不足。

人身以心为主，其藏神，其主血，为君火，为阳中之正阳。其脉虽云洪大而散，必兼洪、大、实、长四字，其体方全。至命门脉，诊在右尺，虽亦属火，然以肾水养之于内，故宜藏不宜露，宜静不宜动，动则为相火，耗血损神，生痰动气，皆此火之为祟也。故诊得心脉洪大，而命门脉不起者，是为心家之正脉，无病之脉也。岂特无病而已，其人必富。若举按匀净，无迟、数、虚、短等象，又主贵。可见一脉如意，即关一生受用。又见耗其心血者，多阳气难全，平时当宝惜之也。若沉小，似与心脉相左，何以亦为正脉？盖此沉中必兼实意，小中必不带微，是为心君安宁，火不妄动，而心血自足也。着此一语，恐人误认其无浮洪之象，而反助其火，则火过旺，必反伤金，是

无病反增其病矣。况前之浮、洪、实、大，并无数象，纯是一团胃气。故云："无病而富贵。"若稍兼数，即为心脉妄动，阳太过矣，焉能为无病之脉乎？故沉小亦是正脉一语，正与前洪大对看。

又上句属浮，下句属沉，浮沉两可，方是正体。若只是豁大，不见浮洪，是浮候已不能有如《经》之诊，况豁大重按全无，其所主之血何在耶？故断其为心包络少血也。云包络不言心者，心主端拱深居，不易受邪，包络包裹于外，为心之外廓，属手厥阴，与三焦合为腑脏，故言心包络即是言心也，《经》云"食气入胃，浊气归心，淫精于脉，脉气留经"云云。用归脾汤者，正欲壮其脾胃，使饮食之气归心，淫精于脉耳。设只见短涩，不见沉小，是沉候又不能有如《经》之诊。短为气衰，涩为血少，绝无乾阳之体，非心包络不足而何？以上豁大即与洪大对看，短涩即与沉小对看，从两路挽出心脉正体来。此条独提心脉者，见心为一身之主，统正阳之令，此脉一衰，则全体之阴邪窃发，必至犯上亡阳不已，而生命斯殂。故特提出言之，以为通篇断病宝阳之纲领也。

任注：心脉浮大而散是常脉，右尺肾主闭藏，脉不起也是常脉。脉匀净是无病。心脉沉小是阳生不旺，不一定为病。肾脉沉小从脉位、脉形说也是常脉。心脉豁大，是乙木枯燥，血少气浮，致使心脉豁大。宜润木养营、补中敛降。脉见短涩，短是气病，涩是血少，流通不畅。厥阴营涩风燥，脉可见短涩。

至于脉主富贵之类，难免有陷入形而上学之嫌，故今人应加以批判地继承。

（五一）肝脉弦长，脾脉缓，不惟无病，且富且贵。

肝木主春生之令，其脉弦长以和。此虽不言其和，然无迟数、劲软等象，则和字之意已包含在内，是为肝经之正脉也。然肝每欲克脾，故右关脉必具缓大而敦之体，方为脾家正脉。两无胜负，脾家日渐消磨水谷以生精血，肝家常行春生之令以奉生身，何病之有哉。不唯无病而已，肝脾得如是脉，还主其人富贵。富贵之说出《太素脉》，能决人之穷通寿夭。兹恐沦入星相之流，故不多赘。

任注：肝脉弦长，带有几分柔和；脾脉缓，和畅宽缓有神，是无病。

（五二）肝脉弦长，脾脉短，是为脾阴不足。宜山药、莲子、五味子之类；带数，中气不足，宜补中益气汤。

设或脾脉不能缓大而敦，见出短象，虽非木来克土，而脾家自有不足之意。盖脾为阴中之至阴，脾阴不足急宜补之。或不谙短脉之形，而误认为滑，作痰饮、食积论，而妄用消导以克伐，则脾阴愈虚，而木必乘虚来克，诸症蜂起矣。故必用山药、莲子等味以补全其脾阴，用五味子者，保金所以制木，预防其来克也。设短中带数，则脾阴益虚，不能敷布其气，故气促而急，中焦之不足甚矣。急

宜补中益气以补其虚，总不可用克伐之剂也。

任注：肝脉弦长是风木疏泻，肾水盗泄于风木，肾水耗散于己土，己土为风木所贼。今肝脉长，是乙木有余，脾脉短是己土不足。治宜收藏脾肺之精，以止风木盗泻，宜山药、莲子、五味子。上脉带数，数为虚，在土虚木乘之中，是中气不足，可用四君、山药加桂、归、芍、丹、地。因肝脉弦长、脾脉短，又带数，是木火易盛而己土已虚。此情况不宜升麻，所以不要再用补中益气汤。

（五三）脾脉缓，但肝脉或弦、或紧、或弦紧洪数，俱从肝治之。

前条脾胃既虚，木虽未克，宜急补之，以免其克。此条脾胃本足，但肝木过盛，即当泄其有余，仍不外护脾之道也。如弦为肝之本脉，弦而软、弦而劲即为肝病矣。紧为收敛不舒之义，肝部见此，则不能有发生之功。或弦紧兼见，是谓肝家无胃气。或洪数兼见，是谓风火有余邪。如此数者，肝先病矣，病则必来克脾，缓脉亦不可专恃也。故急从肝经用药，当补当泻，或温或凉之间，务使复其弦长而和之体，则无克制相乘之弊，所谓不唯无病，且富且贵矣。

任注：脾脉缓是脾无病。肝脉弦是风木疏泻，短是生发不足。肝脉或弦紧洪数，病则传其所胜，今肝病知当传脾，脾脉缓不受邪，故俱从肝治。

（五四）肺脉短涩，心脉浮洪，宜利小便。肺脉浮大，或豁大，或微细，虽心脉不平，亦当从肺治之。

又以肝脾相克之理而推之，心肺两经或泻或补，与前二条本无二致也。如心火能克肺金，若肺经无病，即当专治心火。《经》云："肺脉浮涩而短。"今短涩，正合肺之本脉。心见浮洪，虽亦似心之正脉，然无长大之象，则外火略有余，便当防其克肺矣，故用利小便之药，引火从小肠泄去。此法不用苦寒折火，而用利小便法最为巧妙。火去而金自安，与前条肝病从肝治之法同也。设肺脉不短涩而浮大，是火势已乘金位矣；或豁大是肺已受伤，将成外泄矣；或微细是肺已被伤，痿而不振矣。此时一以救肺气为主，补还元气，解散火邪，虽心脉不平，利小便之法无暇用也。此与前条脾见短脉而用山药、莲子补脾之意同。由是推之，补泻任我施为，虚实只凭指下，一以贯之之意可见矣。

任注：心脉浮洪是君火不降，肺脉常脉是浮涩而短，今肺脉短涩是无病。丙丁同气，丙火化为壬水，故治宜利小便以去不降之君火。

肺金当清凉收敛，肺脉浮大或豁大是肺金不敛。肺脉微细是肺气不足，或阳亏。按一气流行与后天八卦，肺（兑）在土（坤）之后，土（坤）在心（离）之后，故虽心脉不平，但肺病于心无涉，亦当先从肺治。因为肺朝百脉，百脉之病会现于肺，所以心与肺还是有关系的。

（五五）浮而有力，表实当汗；无力，阳虚当温。沉而有力，积滞燥粪当下；无力，阴亏当补。

所云"补泻任我施为，虚实只凭指下"者，何也？凡浮、沉、迟、数、有力、无力为脉之大纲。汗、下、温、清、补、泻亦治病之大纲。故且不必问其病名何症，但于指下诊得浮脉，便知其病在表，一意于表求之，然后再辨其有力无力。如有力为表实，必表中风寒症也，因而汗之；无力为表虚，必阳气不能固腠理也，因而温之。或指下诊得沉脉，便知其病在里，一意于里求之。如沉而有力则内实，积滞燥粪症也，因而下之；沉而无力则内虚，阴亏症也，因而补之。不言迟、数者，二脉亦有虚、实之分，总在浮、沉内辨之也。不言寒、泻者，二字即包在汗下二字内。互文以见大意也。有此经权把握，则随证用药，焉有不得心应手者乎。

任注：浮为经络肌表之应，浮而有力无汗，汗之可泻表气之郁。浮而无力是经络肌表之气不足，应培补中气，培土生金，因肺合皮毛、肺主气，气源于胃。沉而有力，是内有不利，是积滞当行，是燥粪当下。沉而无力是里虚，须分经辨治。

（五六）凡豁大之脉，俱是阳虚。

此条为"无力当温"四字下一注脚。浮而无力即为豁大之脉，才按即空，不能满指也。气虚难于周流，充灌不能温分肉而充肌肤，阳虚之甚也。用药即宜补阳，参、苓、芪、术之类，使阳气温和，则易于生长。虽不敢用大热，然决不用苦寒，反泻阳而助阴，以戕生发之气也。着此一注者，恐豁大之脉必兼肤热，虑人以发热为阳盛，而反泻之，为害非浅，故特揭出以示戒。

任注：阳者，阴之使也，今豁大散漫，是阳外使不归。阴者，阳之守也，今浮大涣漫，是阴内无可守。说到底是收藏不足，因收藏为阴，故阳不能藏，又可认为是阴虚。但阳生阴长，阳杀阴藏，今阳不能生，则阴不能长，所以脉豁大、收敛不足的根源是阳虚。脉形豁大没有阳集，所以没有热。

（五七）沉而紧数属热，脾阴不足也，四物汤加知、柏之类。沉而短数、细数，俱从内治之。

又有一种沉紧之脉，紧为寒，紧而带数，则寒已变热。其所以变热者，皆因脾阴不足。脾不运，水谷不行，故紧；阴不足，则久郁而变热，故数，是不必独见右关，即可断为脾阴不足矣。前言脾阴不足，专指右关短脉言，此则赅举六部言。专指右关短脉，故用山药、莲肉独补脾阴。赅举六部，故暂用四物、知、柏以滋阴清火，倘火清热退，仍当用山药、莲肉之类，以独补脾阴也。此前后互文，皆隐而不发之妙旨。故下文见短数、细数两脉，盖用知、柏后，紧脉已去，见出短细。短为气病，细为血衰，数为虚火。若已用过寒凉药而脉仍数，非虚而何？此时犹不知从内治，而用山药、莲子以补脾阴，何以任司命之责耶？

任注:沉数里热，紧为寒束，为外寒内热。但寒束之紧不应出现在沉部，应多出现在浮部或中部。

若紧为寒，数又为热，俱在沉部，互相冲突，这样解释似乎不通。可以解释脉数为虚，而紧为寒。

沉而紧数之紧，还可作弦象解释，弦是肝木疏泻，治以四物清润乙木养肝血，可缓其数。若其热显，可加味清肝脾肺之热，知、柏是一个选择。

沉主里，脉沉而短数、细数，不干表事，故俱从内治。

（五八）脉见于右手不平者，莫作外感有余治。脉见于左手不平者，莫作内伤不足治。

外感、内伤固属两病，然症状相似，人所难晓。如外感头痛、发热，内伤亦有头痛、发热者是也，此类不可枚举。认病一差，生死安危反掌间耳。然则莫若凭之以脉，以证可假，而脉难假也。然脉法多端，智者犹不易晓，况未必胸中尽了了乎？则莫若以左手主外，右手主内之法以别之，法简而能包括众有也。故右手见不平之脉，无论浮、沉、迟、数，已知其病属内伤矣，一意从内治之，不作外感有余症治也。左手见不平之脉，亦无论浮、沉、迟、数，已知其病属外感矣，一意从外治之，莫作内伤不足治也。或两手俱不平者，是外感而兼内伤，发表之中即顾中气，补虚之外兼以祛邪。是以左右分内外，胸中已有把握矣，岂头痛、发热诸症之能摇惑我哉。

任注：肺气宣降，清凉敛收，仅见右寸不平，治肺气即可。若有外感是营卫俱病，而非仅右寸不平。脉见左手不平，是木生于水而长于土，上行化为心火不平，有外感亦有内伤。

（五九）左曰有余，右曰不足。

所以将左右分内外者，以左属心肝二藏，心为君火，肝为风木，伤风动火等症归之，故主外而尝有余。右属脾肺二藏，肺属金而娇，脾属土而柔，伤食咳嗽等症归之，故主内而尝不足。《难经》曰："东方实，西方虚，泻南方，补北方。"又曰："肝有泻而无补，肾有补而无泻。"至于北方肾水，在左者属膀胱腑，外感之证必先传太阳，膀胱经亦可主外；在右者曰命门，三焦为腑，定当主内，而不可削伐。如此分部，则有余、不足之理自明，补泻自得其宜矣。

据《难经》论，东西南北，以左寸为南方，则北方自当居右尺；以右寸为西方，则左尺亦可作东隅；两关止作中央土位。创语似属不经，然程郊倩亦曾道过，当俟明者参之。

又血属有形，左不平，有形之血病也，故可作有余治。气属无形，右不平，无形之气病也，故当作不足治。言外又见贵阳贱阴意。

任注：左曰有余？非也。肝应春而主生，病者，皆生气之不足，万无生气有余之说，郁遏肝病，使营血燥涩湮瘀，经腑皆病。若血中温气存则郁遏而生风热，于是下热起焉。若血中温气少则风热不作，仅肝木郁下，未见风热而纯是湿

寒。湿寒者，温气之衰，风生热聚者，亦非生气之旺。总之，肝经痛热是缘生意不足，温气郁遏经腑必见风燥。

右曰不足，比较笼统。仔细推敲，有有余也有不足。不足者，例如中气不足；有余者，例如肺失宣肃、胆胃不降、积滞燥粪、脾经湿热、脾肾寒湿，都不是不足。

（六十）若脉浮大数，宜于气分中佐以血药。若沉细之脉，宜于血分中兼用气药。

此条又承前“豁大之脉俱是阳虚”而言，教人从有余处防不足也。如脉见浮大数，似乎外感有余矣。设无外感之症，见则如之何？不知浮大与豁大相去不远，若作有余治之，元阳一泄，顷刻变成豁大矣。此时方议阳虚补阳，所失不既多乎？故诊得浮大数之脉，即知其气本虚，与阴不相依附，故脱空出外数者，壮火自食其气，急用补气之药十之七，佐以补血之药十之三，以调和其阴阳，则浮大数之脉，反能内行而得沉缓。斯为善治，且不伤其气也。若诊得沉细之脉，固可作不足治，然细为血虚，必用血分药十之七，而兼气分药十之三，斯得阳生阴长之道，而沉细亦可渐充为沉缓矣。此但补其不足，而有余者自平也。

按：浮大数，有时作外感治，有时作阳虚治，又有时作阴虚治，未可持（原刻作“热”，依文当作“持”字，原刻误。校注1）一，必须脉与症合，方为万全。

任注：脉浮大数，是气虚阳张于外，而阴收不足，须补中敛收，同时荣养乙木。若脉沉细，是气血亏虚，阳张不足。治以养营疏升，兼补气分。

（六一）人之为病，虽曰虚、实、寒、热四者，而多兼见焉。

医者稍能识病，不过曰虚补、实泻、寒温、热凉而已，然用之多不效，其故何居？以其未明兼见之理耳。故有虚中夹实之症，即有实处藏虚之症；有外寒内热之症，即有外热内寒之症。又有上虚下实、上实下虚、上寒下热、上热下寒者；又有虚寒偏生、壮火实热反觉寒生。错综变化，虚实互呈，不易晓也。倘非具玲珑之心、活泼之眼，焉能如燃犀之照，使病无遁情哉。试观古圣立方，有人参与大黄同用者，有黄连、附子同用者，有发散药内用人参者，是皆寒热补泻互相效力者也。故病有万变，即当以万变之药应之。若补则专补，泻则专泻，所谓病热未除，中寒复起，寒症未去，热势已形；或补虚而忘祛邪，虚未回而邪已锢；或去实而失固本，实未去而本先倾。若此者，俱不知病之标本相兼者也。更有学用家传，物而不化，喜泻者不顾其人之强弱，举手便用硝、黄；喜补者毋论其邪之有无，动辄浼（音每，请托意。校注2）夫苓、术，自己僻病尚不能医，焉望其有活人之功耶（又本条“兼见”上着一“多”字，明此等症为多）。

任注：临证没有名相不行，有名相可因指而得月。脉诊时，最初使用的总条目通常有寒热虚实四端，每个条目之下又兼有不同的脉症。时医运用概念与二元对立，对其

名相进行初级思辨，虽为盲人摸象，但总比没有要强。

实际上，脉诊的高级思辨是按古脉法临证。在以古脉法临证时，必须不为名相所累。不管在临床之上发现有多少脉症，皆名相而已，不必在意，不要执著。要对脉行进行取类比象，按一元盈缩去通盘考虑。脉象如一切象，不可持，去观其妙。使脉合于症，使脉症互为补充与印证。有是症必有是脉，脉不空见，不存在舍脉从症与舍症从脉的问题。

有时看似小病，却非常复杂，须认真对待；有时面对大病，然经过分析综合，抓住要领，却非常简单。

（六二）热则流通，凡浮、大、数者，皆热也。

（六三）寒则坚凝，凡沉、小、迟、短，皆寒也。

（六四）实则形刚，滑、弦、紧，皆实也。

（六五）虚则形柔，涩、濡、缓，皆虚也。

此数条又从正脉立论，以结从前之无数变态也。向来脉书止有正论，而未言其变态，以致学者胸中凝滞不化，病情到手，止知守经，未能通变。此书据脉论症，千奇百怪，横见侧出，可谓详矣，而正论反未之及。故于此补之，使学者知有正脉，然后再及于变脉也，即《内经》“必知平脉，方知病脉”之意而推广之耳。如热则流通，病属阳脉，亦自当属阳正脉也，如浮、如大、如数、如长之脉，非阳症、阳脉乎？寒则坚凝，病属阴脉，亦自当属阴正脉也，如沉、如小、如迟、如短，非阴症、阴脉乎？又或病之实者，如积聚、癥瘕、痰饮之类，内有是物，则脉必有是形，故或滑、或弦、或紧，而手下必坚刚抟指。或病之虚者，如亡血、少气、泄泻之类，内既空虚，脉形亦必细弱，故或濡、或涩、或缓，而手下必柔软如棉。以上四者，病既详明，脉无变态，则不妨各据症以求治矣。

后二条论虚实，在刚柔二字上作眼目。若不辨其刚柔，则弦脉亦有虚者，缓脉亦有实者。何所见弦必实，而缓必虚乎？

任注：热则焯泽，寒则收引。邪气盛则实，精气夺则虚。焯泽与流通不同，收引与坚凝不同。

（六六）浮为在表，沉为在里，大数为热，小迟为寒，长为热流通，短为寒凝结，实为邪气实，虚为正气虚，弦紧为痛，短坚为积聚，濡缓为湿，缓大为湿热，滑为血实、为痰，涩为血虚有郁。

寒、热、虚、实既明，更以浮、沉、表、里之法合之，正脉之论，无余蕴矣。如浮属阳，表也，则浮缓为风，浮紧为寒，浮洪为实，浮散为虚等，皆可于表辨之也。沉为阴，里也，则沉实为实，沉滑为痰，沉迟为寒，沉数为热等，皆可于里辨之也。大数为热，阳也，则表热、里热又可从浮沉处辨之矣。小迟为寒，阴也，则虚寒、实寒又可从刚柔处辨之矣。浮、沉、迟、数之互为详察，其纲领如此。即此而推，凡其脉之似是者，各命以名，如长则过于

本位之脉，与浮大相似，知其阳气之流通也。短则不及本位，与沉小相似，知其阴寒之凝结也。实则浮中沉三部俱有力，人之元气何能有此深厚，故曰邪气实也。虚则举、按、寻三部俱空微，吾身元气当在何处，故曰正气虚也。弦紧者，弦如弓弦，按之不移，紧如切绳，按之绞转，有血气凝泣之状，故为痛。坚者按之抟指，如实脉而浮候全无，如滑脉而中不流利，为积聚无疑。濡在浮候，按之如棉，缓在中候，凝滞不进，湿之象也。缓而大，则湿久而生热，湿渐甚矣。滑脉流利如珠，血实之象，故肾脉滑则精血自足，又为痰饮，在肾部则为血，实在寸关则作痰饮也。涩脉黏滞不利，故为血虚，郁则气不流通，故又云有郁也。以上诸脉，其中皆具至理，据以断病，自然无差。然此皆系正脉，学者先精于此而变通之，则经权毕备矣。

任注：浮为经络肌表之应，沉为脏腑筋骨之应。数多阳盛而为腑，迟多阴盛而为脏。长为气治，短为气病。邪气盛则实，精气夺则虚。弦紧经气不舒为痛，短坚是经气郁滞不进，为积为聚。濡缓为湿，缓大土气不得行。滑者，阴有余而阳不衰，运行流利，如珠走盘。滑主食滞发热与痰涎。涩者，运行艰涩。

（六七）凡右关缓而有力者，胃强脾弱，白术一钱，白豆蔻仁三分，甘草五分，陈皮五分，共为末，肉汤调服。

上文叙正脉已竟，兹复补叙脉之变者数条，亦补遗之意也。如右关得缓，是为脾胃无病，若缓而有力，人莫不以湿热治之，不知湿热之病必不能食。此乃胃强脾弱，能食而不能运化，以胃中有邪火，故能食，而不能杀谷也。夫治湿热之法，或开鬼门，汗之以祛其湿；或洁净府，下之以去其热；又或利其小便，使湿从小便去。然施之于胃强脾弱之症，必致胃未必不强，而脾愈弱，中气反大虚矣。故用白术、蔻仁、甘草、陈皮以理脾，使能运化消磨，而中焦之邪火自退；用肉汤调服者，前药虽为醒脾而设，恐胃得之而愈强，故以肉汤之肥腻者滞其胃，使胃不过强，则脾方成健运之功。此从未经人道之妙法也。可见同一缓而有力之脉，而湿热与脾弱相去天渊。设但知守经而未能达变，遇此等症，虚从实治，岂不一误再误乎。

任注：右关缓而有力，是胃胆不降，胃逆脾亦难升，则脾易湿，此即所谓胃强脾弱。一般可用柴平二陈。

（六八）凡细脉，宜沉细而起，是为阳虚之渐；转沉而数，痨瘵不治之症；脉在中，不死。

又以细脉论之。细为血少，人皆知之，然亦有变动之理。夫细主内，固宜沉也，设沉而不沉，渐作浮起之状，是内病而渐侵乎外，阴弱又成阳虚，将成一营卫两空之症矣。然而反相宜者，以脉虽虚，胃气未绝，且病势既外出从阳，急以大剂峻补犹易为也。设不浮起，而反转沉，是病又渐向内矣，更加之以数，则阴火大动，内伤五脏，烁及骨髓，非痨瘵而何？不久骨枯精槁而死，不治之症也。

即以中风论，有中经中络、中腑中脏之不同。中经络者，在外而可治；中腑脏者，入里而难治。可见由内渐向外者为宜，由外渐深入内者为忌也。而其间又有两停之法，或在外，渐至中而止，不深入，或在内，渐至中而止，不外出。此皆胃气有权，力能抗拒，症虽未解，犹带中和之气，有不死之机焉。欲斡旋此症者，务使病气外行，不令深入，养阴扶阳，相机而动，把握在心，变化在手，安得令其焦筋烁骨乎。

任注：经曰："细则气少。"气少，沉而不张，则为顺。细为气少，又为血少，处于沉部，沉为里阴，已难出阳，故沉细为阳虚之渐。细转沉而数，是气血亏虚而微阳渐没于阴，如日之落。对于痨瘵病肺，肺脉属寸、属阳应浮，转沉失于阳位则寿夭，故不治。脉不浮不沉，阳未脱、未陷、未没，尚可治。

（东垣五脉）

（六九）弦脉，甘酸之剂皆可用，黄芪建中汤之类、甘草芍药汤。

此复引东垣五脉之象，以别五脏之各得其一体也。如弦者，东方木也，为肝木之体，其脉见于左关。今但见弦脉，必是六部俱弦，木过盛矣。但五行各有相生相克之理。木之所克者，土也，人得此脉，则当急以保脾胃为主。故用甘酸之剂，甘者保脾，酸者敛木，使木气归一，不令太过焉。故黄芪建中汤甘剂也，甘草芍药汤甘酸合用也。

任注：弦者肝之脉，肝苦急，急食甘以缓之，以酸泻之。芍药甘草汤，倍用芍药双泄甲乙，加甘草补中气。在芍药甘草汤的基础上，加桂枝、生姜疏木，黄芪益营卫，饴糖、大枣甘缓补脾精，即黄芪建中汤。

（七十）洪脉，甘寒之剂皆可用，热邪所伤，三黄丸、调胃承气汤可也。

洪者，南方火也，为君火之体，其脉见于左寸。设六脉皆洪，则火过盛矣。火盛必能克金，故用甘寒之剂所以抑火而保金。甘寒者，一以泻其虚火，一以扶其脾土，以土能生金也。此治虚火之法，脉虽洪必无力。设遇热邪所伤之症，脉必洪而有力。斯时用甘寒清火之法，缓而不切，故用三黄丸、调胃承气汤之苦寒下降者，从内夺去其邪火，火去则阴不伤，泻阳即所以救阴也。此君火虚实两治之法，岂可倒行而逆施乎。

任注：洪者，来盛去衰，是阳明经热，壮火食气，故以寒泻火，以甘益气，如白虎加人参汤；三黄丸，黄芩清相火；黄连清心胃之火；黄柏燥脾土湿、清乙木郁热；调胃承气汤涤荡阳明腑，清阳明燥热之气。

（七一）脾胃缓脉，如得本经太过，湿邪所伤，除湿淡渗之剂皆可用，平胃加白术、茯苓，五苓散。

缓者，中央土也，为脾胃之本体，其脉见于右关。今六部皆缓，是得脾胃之正脉，无病之脉也。设若缓而太过，或有力，或阔大，是为湿邪所伤，土过盛矣。上盛必克水，故有血化为水之症，浮肿、泄泻皆是也。治法须去本经之过盛，除湿淡渗之剂皆可用，平胃散加白术、茯苓所以除湿，五苓所以渗水，湿邪去而土自安，肾不受制矣。

任注：足太阴脾司湿，脉缓，过缓是湿盛，治用除湿淡渗利水之剂。平胃散，苍术燥湿运脾，陈皮、厚朴理降肺胃之气。加白术燥湿益气、茯苓利水。五苓散，茯苓、猪苓、泽泻、白术、桂枝，疏木发表，燥土利水。

（七二）涩脉，燥热所伤，甘温甘润之剂皆可用，异功加当归，四君子加熟地。

涩者，西方金也，为肺金之体，其脉见于右寸。六脉皆涩，虽得肺之正脉，然未免枯涩而无润泽之象。且肺属燥金，则为燥热所伤矣。肺既受伤，焉能生水哉？故以甘温、甘润之剂主之。温者温其土，即所以生金。润者养其水，以补肺之子也。异功散、四君子皆甘温之药，脾肺二脏均补。当归、熟地养血之物，兼以润燥滋肾，故皆可用。

任注：燥热伤津，津伤脉涩，甘温、甘润皆可生津，津可润燥。异功、四君益中气，当归、熟地润木燥。

（七三）沉细脉，寒邪所伤，甘热之剂皆可用，理中汤、四逆汤。寒甚者，理中加附子、益黄散、养胃丸。

沉细者，北方水也，为肾水之体，其脉见于两尺。若六脉俱沉细，则为寒邪所伤矣。寒气壅甚必能灭火，故用甘热之剂以胜之，理中、四逆是也，以寒气之辙上辙下，必先暖其中焦，然后更及于肾。肾虽水脏，得火则为温泉，而有生木之功。如寒气甚，理中之中必加附子，以暖其水脏。若寒未甚者，但温其胃，使中气有权，下焦寒气自不致上凌阳分也。故但用益黄散、养胃丸平和甘温之药，自然镇伏其阴寒矣。

按：弦、洪、缓、涩、细五脏之脉，惟弦、洪、缓三脉有泻法，涩、细二脉无泻法，即《难经》“东方实，西方虚，泻南方，补北方”之义。然肝实泻肝即当补脾，心实泻心即当补肺，二者恐乘所不胜也。肺虚补肺即兼补土，肾虚滋肾更宜保金，二者兼顾其母也。唯脾介于虚实补泻之间，果有湿热即宜泻，中气虚弱即宜补。此补泻之大略如此。盖五脏各有互相生克，彼此损益之义焉。然犹未尽厥旨也，故东、南方实矣，岂无肝、心之虚而当补之症乎？安可胶于一定，而致实实虚虚之祸耶。总之实者邪气实也，虚者正气虚也，能于泻邪处顾其正气之虚，补正处虑有助邪之实，则活法在人，变化从心，信手拈来，头头是道，斯为天下至医矣。

任注：为寒邪所伤，致脉沉细，沉主里为阴，寒主收引脉细，还当兼一分紧急。治以热剂驱寒，以甘味补中气。理中者理中气虚寒，加附子暖水，四逆汤暖水燥土。

（七四）六脉俱弦，指下又虚，脾胃虚弱之症。

即以当泻之脉而当补者论之。如弦者，东方实也，六脉俱弦，谁不知当泻者。玩此二条，皆用六脉字，则知上五脏之脉，皆指六部言，不然独某部见某脉即为正脉，何用张皇而必用补泻哉。设指下空虚无力，是非肝实之故，而为脾胃虚弱之症矣。盖以肝原未尝实，因脾虚而所胜乘之，故令脉弦也。此症不知补脾而反泻肝，则肝又虚，而脾仍弱，犯虚虚之戒矣。谁谓东方实，而可恣意泻之乎？

任注：双弦者寒，又弦为肝脉，风木贼土，指下又虚，是土虚。

（七五）六脉沉紧，按之不鼓，膀胱胜小肠也，此火投于水，大寒之症，宜温之。

更有似乎可泻之脉，而断不可泻者。如六脉沉紧，紧与细不同，细为虚寒，紧又似乎寒实。疑可泻者，不知按之不鼓，是阴寒纯在脏中，且六脉皆然，心肺之阳何在？非虚寒而何？然人或亦知为寒症，而不知为膀胱胜小肠之症也。以膀胱之壬水，克小肠之丙火，阳火尽绝。如以些须之火，投入大水之中，焉有不灭者乎。急宜温之，以留此元阳之一线，犹可冀其生。若误以紧脉，而反泻之，轻者变重，重者必死矣。

任注：沉紧里寒，按之不鼓，若是收束致紧，是寒甚，宜温之。按之不鼓而力不太甚，是中虚。膀胱胜小肠，即壬水胜丙火，一般不这样说。

（七六）脉沉厥，紧而涩，按之空虚。若洪大而涩，按之无力，犹为虚寒之症，况沉紧按之空虚者乎，是阴寒在内，中下焦虚寒之极。

若前脉沉紧之中带有涩意，又现厥症，按之又空虚，固知其为虚寒矣。涩者，迟滞不前之意，与滑涩之涩略有不同。《内经》云："寒则血脉凝泣。"此涩字即凝泣之意。即有洪大之脉，亦带涩意，而按之空虚，亦为虚寒之症也。恐人于洪大上狐疑，不知洪大者，阳气在外，中焦已寒，与前心经正脉之洪不同，辨处全在涩上及按之无力上，非波涛汹涌之谓也。能知此洪大而涩为虚寒，则沉紧空虚之为虚寒不待言矣。沉为里，紧为寒，无力为虚，是阴寒在内，中、下焦俱虚寒之极矣，不温更何待乎？

此二条独详言寒症，以示人扶阳之要也。盖寒症假热者多，不具明眼，鲜不为病所惑。以热症易识，人或不误认为寒。寒症难知，人鲜不误认为热者。更指出洪大二字，以见误人之处在此。虑周千变，可谓明且切矣。以上为一结。

任注：洪脉不与涩脉相兼，脉洪大而按之无力是阳浮，为虚寒在内。脉沉厥，紧而涩，按之空虚，沉紧里寒，厥者不顺，涩为不利，按之空虚，也是虚寒。

（七七）脉来缓而弦急，按之指下洪大，皆中之下得之，脾土受邪。

脾胃为一身之主宰，四脏皆禀气焉，故治百病俱不可忘脾胃也。如病得缓脉，最为吉兆，以胃气尚强耳。若缓中见弦急，则木乘土位矣；按之洪大，木势正盛；脉又不浮，而在于中之下，中下正脾土之部。合而观之，知为脾土受邪矣。脾受邪即当补脾。设误认其缓与洪大，为湿热之有余，而用除湿淡渗之剂以泻脾，则脾愈虚，而弦急愈甚矣。夫百病皆关脾胃，即诸有余之症，自当汗吐下者，必欲留此胃中津液，以为固本拒邪之用，况胃气原虚，而可恣用泻法乎？此条独提出脾胃言，见病机之最急者，莫切于此。脾胃有权则能及凶为吉，不足则能变福成灾。此道也者，医家不可须臾离也。以上为二结。

任注：中取缓而弦，缓为脾脉，缓中见弦急，是木乘土。沉取洪大，是有余，是木郁乘土，宜清泄。

（七八）脉大则无火，脉细则无水。

人之有生，不过气血两端。气血者，吾身之水火也，皆中焦谷食所化，自无偏胜之虞，特以百病来侵，汗下过甚，遂未免有偏胜之害矣。有汗多亡阳者，有下多亡阴者，有汗下而亡其阴阳者，于何验之？于脉验之而已。故得大脉者，浮而大也，即知其伤气，为无火之象。盖大脉尽浮于外，似乎有余，而内中空虚，其实不足，三焦命门之火已欲去矣，纵有身热烦躁等症，总是内寒外热，假热症也，此之谓亡阳。设得细脉者，沉而细也，即知其伤血，为无水之象。盖血足，脉中必见沉滑不散，今细脉虽于沉见，其实似有若无，非阴分大虚乎？阴虚则阳无依而外散矣，此之谓亡阴。总因医者不顾人之胃气，任意汗下以致如此，直至气血两伤，然后再议补救，晚矣。夫细脉人亦知其无水，大脉人多不知其为无火，慎斋指出言之，使人兢兢致慎，不可误认为有余，而再加汗散也。此条又提出水火气血言，以二者人之命根，有之则生，无之则死，不可不宝惜于平日，尤不可误泄于一旦也。以上为三结。

历观诸脉，纷纭错杂，汗下攻补，寒热兼施，备极变化之妙。医家倘能循其准绳规矩，亦可升堂而入室矣。然予细揣语意，大抵从补处为多，以人身体十有九虚也。故古脉经中所指，如洪、大、实、长、紧、动诸脉，只言有余，未尝言其不足。慎斋则从有余处，委曲寻出不足来，非好事也，以人身之精神有限，而病邪之窃取无穷，倘不于虚处留神，待元气消亡之后安所措手乎？故脉实症虚之说，处处皆具至理，不可不细心体会也。更于后结处，指出虚寒一条，以教人宝其阳气，再指出脾胃气血，以为人身生命攸关。谆谆告诫读者，幸毋辜负慎斋先生一片婆心也。

任注：阳集为火，脉大无力，没有阳集，阳涣漫不能收，因此无火。

脉细在无寒之时为少血，故曰无水。

慎斋三书·卷之一
口授记录

明·周慎斋 著
清·陈嘉璴 注解
民国·方伯屏 鉴订

清气在下，则助命门火。故阴气浊气在上，填实肺气，肺不能行降下指令，故大便闭。

任注：清气在下，乙木盗泄，则生飧泻。浊气在上，筑于肺胃，则生嗔胀。阴霾上乘，肺气不能肃降，肺与大肠为表里，肺气不降，则大便无力推送。

凡胸前作胀痛者，皆阳气不达于胸，阴气填塞故也。盖阳则轻松，阴则凝滞。

任注：胸前作胀痛，胀是阴霾上乘，浊气填塞。痛是甲木郁陷之象。

治伤寒法总以扶阳为主。如冬月阳气藏于肾，里实表虚，寒邪易入，阳气难升。故十神汤中，干葛、升麻、白芷升阳明之阳，紫苏、麻黄升太阳之阳，川芎升少阳之阳，阳升而寒自散也。至春，阳气甚微，饮食七情之气郁于胸膈，阳气不得上升。故香苏散，用香附、陈皮开豁胸膈，使阳气得以直上也。至夏，阳气尽发于表，表实里虚，且长夏湿土用事，内多湿热。用猪苓泻上焦，茯苓利中焦，泽泻利下焦，佐以肉桂，以辛热之气散动湿郁，接引阳气入里，令三物得以下达而成功。至秋，阳气下藏，肺金用事，以湿热内郁，阳难降下。故正气散，用藿香醒脾，厚朴温胃，紫苏、陈皮开豁胸膈，令阳气得以下潜也。今人殊昧此意，反以泻阳，悲夫！寒伤少阳胆经，寒热往来，呕而口苦，胸胁痛而耳聋，治法只宜和解。若汗则损太阳，下则损阳明，缘胆在中，无出入之路也。小柴胡汤中，黄芩清胆火，柴胡走肝经，且引黄芩直入病所，清利邪热；肝邪胜则克土，参、草实脾，使不受木之害；半夏和胃，且助柴胡成功。有是病而用是药，缺一不可。

任注：伤寒法：

（1）一年之中不管何时，只要对证，伤寒各法皆可使用，而没有季节上的严格区别，按证而不按季。上半年阳生阴长，下半年阳杀阴藏，以及四季的寒热温凉等，在临证之时适当予以注意就可以了。另外，一年四季皆有伤寒，一年四季皆有温病。

（2）要注意年运、司天在泉与客主加临。要按三阴三

阳说话，不搞方证对应，不可舍弃六气、六经，舍此别无它法，粗略的按阴阳分证也不行。

“治伤寒法总以扶阳为主”。阳气者，若天与日，失此则折寿而不彰。但伤寒原无内热，阳盛则传阳明之腑，阴盛则传太阴之脏。阳盛则泻火润燥，甚至于急下存阴。阴盛则温寒去湿，甚至于扶阳救逆。其他诸如疏润甲乙，清金敛木，凉降金水，所以治法不是总以扶阳为主。

读伤寒书，须知文法；治伤寒病，须顾内伤。若气虚、血虚，皆不可发汗也。仲景曰：脉浮数者，法当汗出而愈者、下之身重心悸者，不可发汗，当自汗出乃愈。所以然者，尺中脉微，此里虚。须表里实，津液自和，便自汗出愈。

此上虽一节文，其实当分作三节读。

一节曰：脉浮数者，不可发汗，当自汗出乃解。所以然者，尺中脉微，此里虚。须表里实，津液自和，便自汗出愈。

二节曰：法当汗出而愈者，不可发汗，当自汗出乃解。所以然者，尺中脉微，此里虚。须表里实，津液自和，便自汗出愈。

三节曰：下之身重心悸者，不可发汗，当自汗出乃解。所以然者，尺中脉微，此里虚。须表里实，津液自和，便自汗出愈。

文法既明，内伤须知。治伤寒者，若遇尺中脉微者，是为里虚，虽有应发汗之表症，亦不可发汗也。然则里虚有气血之分。仲景曰：脉浮紧者，法当身疼痛，宜以汗解之。假令尺中迟者，不可发汗，以营气不足，血少故也。如是则知，尺中微为气虚，尺中迟为血不足，是为内伤气血之症，虽遇当汗之症，亦不可发汗也。

任注：初读伤寒，在通读以后抓住一些重点，反复理解，亦是一法。太阳表症，须以汗解，卫开营泄而为汗。现在“尺中脉微，此里虚。须表里实，津液自和，便自汗出愈”。尺微里虚，是气血不足，化生乏源，水不足，所以不能发汗。须待自足以后，让自己自然而然地出汗。

肺主气，气源于胃。发汗要耗气，故气虚者服发汗剂的同时应加入补气之味，可加四君、理中或人参助气。营泄为汗，汗出损营，可同时吃热粥，补中气、益脾精以助汗。

人身以阳气为主，一分阳气未绝，不至于死。一分阴气未尽，亦不至于死。盖孤阳不生，孤阴不长也。

任注：阳气者，若天与日，失此则折寿而不彰。但阳生阴长，阳杀阴藏，阳秘阴平。阳者，阴之使，阴者，阳之守。阳不能无阴，阴不会无阳。

《经》云：“春不服白虎，为泻金也；秋不服柴胡，为泻木也。”盖春主阳气上升，石膏、知母苦寒下降，恶其泻肺之阳，而不得生发也；秋主阳气下行，金生水之时，柴

胡发散，恶其升提阳气，而不得下达也。

任注：《经》云："春不服白虎，为泻金也；秋不服柴胡，为泻木也。"不可一叶障目，应辩证对待。

左右者，阴阳之道路也，不管是春是秋，该升者升，该降者降，互相不碍。春季阳明经燥热，大热、汗出蒸蒸如炊笼、大渴、脉洪大，肺热不清，水源将绝，必须服白虎汤泻肺。秋季少阳不疏，寒热往来、胸胁苦满、咽干、口苦、目眩，甚或出现阳明腑燥，必须使用大小柴胡。

凡虚损之病，命门火旺，肾水不足，阳明化燥火。肝气即胃气，故肝木亦旺。木燥土干，心火炎上，金无养，水无生，五火交炽之时，若用黄柏、知母滋阴降火，是犹干锅炼红，倾一杯之水击动火势，立地碎裂矣，甚可畏哉。

任注：虚损之病，治则大抵有以下几法：

(1) 若土燥，即应润之，不可使少阴过负趺阳。中气亏损，应补中益气。

(2) 金不能生水，应培土生金，益肺气，清凉敛收肺金，使金能生水。

(3) 肺降胃降，金收水藏，收君相之火归于癸水。

(4) 荣润乙木，使木荣风恬。

以上环节，皆不可苦寒直折。劳伤中气，虚损中虚，所以虚损治疗在于力培中宫。知母寒脾胃、泻大肠。黄柏苦寒直折。二者甚坏中气，所以一般不宜。

若脉带缓,是胃气未绝，犹可调理。用四君子汤加山药，引入脾经，单补脾阴，再随所兼之症而治之。俟脾气旺，则土生金，金生水，水升而火自降矣。此合三之治也，若脉见紧数、短数、细数者，皆不可治。

任注：脉带缓，和缓是有胃气，胃气尚存，故犹可调理。以四君子汤补益中气，加山药敛脾肺之精，止乙木盗泄。再随症清金润木，使肺降胃降、金收水藏，此合土金水三象之治。若脉见紧数、短数、细数，紧为寒，短为气病，细为气少，又为血少。而数为虚、数为热，合见之时皆不易治疗。

内伤，肌表发热，皆邪阳盛，正阳虚也。参、芪所以助阳。但芪性缓，须佐以附子壮阳之气，领芪直走于表，而成功斯速。

任注：内伤肌表发热，是中气虚弱，脾肾寒湿，阳气不能归元而浮于肌表。以人参补中气，黄芪益营卫之气。但仅补中气、益营卫还不够，若内里寒湿不去，则阳仍不能回归。用附子辛热暖水土，则浮阳自归。

伤寒，寒热往来，邪在半表半里。内伤寒热，系气血两虚。盖气虚则寒，血虚则热。一云脾虚则热，胃虚则寒，盖脾胃者，气血之源也。

任注：伤寒三日传于少阳。少阳之经处于二阳之内，三阴之外，病则经气不舒，出现寒热往来。内伤，中土不枢，营卫虚弱，阴不能藏精起亟，阳不能卫外而固。木火稍盛发热，君相不降发热，水涸木枯发热；热发中虚后寒，阳气不达畏寒，寒气外束恶寒。

内伤，阳气下陷，为病日久，宜养正，令邪自退。药以甘温为主，苦寒却病之药，不得佐使而已。外感，寒邪初入，元气未亏，宜却邪以存正。故诸泻心、承气、陷胸之类皆所以却邪也，邪退而阳无伤矣。

任注：内伤，中气不足，肝脾郁陷，为病日久，宜补中气、燥土暖水疏木。药用甘温，甚或辛温，适度佐以清相火。“外感，寒邪初入，元气未亏，宜却邪以存正”，按伤寒六经病脉证求治。

内伤，清阳下陷，阴火上升。若用寒药，阳愈陷，火愈炽。火寻出窍，虚者受之，或目痛，或耳聋，或齿痛，从其虚而散也。

任注：内伤，中土不枢，火浮水沉，应温补中土，疏木敛金。五脏之性，金逆生上热，木陷生下热，运用调中补土，自可复其升降。其上下邪盛者，稍佐清金润木之品，其邪即退。若不知温中，而仅清上下，则愈清愈热，非死不可。

内伤,左脉短细而涩，右脉浮大而虚。左为气中之血，阳气下陷不能生阴，故血枯而脉细涩也；右为血中之气，脾胃亏损不能生金，故气虚而脉浮大。

任注：左脉短细而涩，是水涸木枯。右脉浮大而虚，是中虚肺弱，肺胃之气不得敛降。

清阳下降，则水火不交而成痞，心肺皆为邪火所迫，渐至血枯。《经》云：“地气上为云，天气下为雨，人身阳气升腾，则气降而为血。”故补肾以滋阴，不若补脾而升阳也。

任注：清气在下，则生飧泻。浊气在上，则生嗔胀。

左路阳生阴长，右路阳杀阴藏。

血原于脾，升于肝，敛于肺，降于胃，行于经络，而统于中气。

木生于水而长于土，己土左旋，孤藏以灌溉四旁，淫精于肝，淫气于筋，则化肝木。脾以太阴而抱阳气，非脾之春生，则木不温，非脾之夏长，则火不热，故肝脾虽盛于血，而血中之温气，实阳升火化之源也。

太阴主升，己土升则癸水乙木皆升，阳虚土湿，己土不能升，则水木陷也。己土不升，水木下陷。戊土不降，则火金上逆。

水者，所以生木也，水泛则木浮，必得土克水而后能

生木。木者，所以生火也，木盛则自焚，必得金克木，而后能生火。火能生土，火炎则土燥，必得水克火，而后能生土。土生金，土重则金埋，必得木克土，而后能生金。金生水，金寒则水冷，必得火克金，而后能生水。此生克制化之道也。

任注：水温则木萌。水涸不能生木、水寒不能生木、壬水热而癸水寒亦不能生木。欲生木，必得水温、水足、水藏。欲得水温、水足、水藏，必须少阴负趺阳、中土不衰、脾升胃降、君相之火能降、金能收水能藏、木气不能盗泄。实际上这是一个四象枢土的系统问题，这就是象的整体性、变动性与协调性。故对于水，不单是一个土克水就能生木的。

伤风用温肺汤，是金位之下，火气承之。肝病用白芍，是木位之下，金气承之。脾病用柴胡、防风，是土位之下，木气承之。肾病用白术，是水位之下，土气承之。心病用地黄，是火位之下，水气承之。故不克不生，五脏皆然。人徒知克我者为贼邪，而不知克我者为夫也。盖女无夫则不生，五脏无克亦不生。如水生木是矣，而江河湖海之中不见木生，以其无土克也。故相生之道人皆知之，相克之义举世莫知。经云：承乃制，制则生化，医者宜详味焉。

任注：造化之道，不能无生，亦不能无制，无生则造化无由，无制则亢而为害。亢乃害，承乃制，制则生化。

克是什么？克不是压制、斩断、消灭，克不是限制、利用、改造。克是亲切的，克是疏导，是引领，是制化。例如木克土，是木主疏泻，将水谷之精从脾处拉走。不及时运出，脾就会湿，就会病。例如土克水，是土能堤水，是让水沿着规定的方向流动，而不至于泛滥。土能堤水是能助水之闭藏，只有水之闭藏，才能收敛君相之火归于癸水。例如水克火，金水一路收藏，是要将左路木火收而储之，以备左路的再次生发。若火不能收降，则会水寒，水寒则不能生木。

生，实际上是一个消灭的过程，燃烧自己，照亮别人。子幼时，子随母气。及至子旺，则必母衰，此时只有母随子气。母已衰老，走向毁灭，这就是生的过程。

肾畏白术，恐伤于燥也。然尺脉洪大，嫌于水泛而无所制，须用白术以提防之。若尺脉细，则无水，不当用白术，以燥之矣。

任注：白术燥湿而肾主水，逻辑推理的结果是白术不利于肾，因此肾畏白术，而实际上不完全是这样。是否使用白术，决定于中土。因土湿中虚，用白术补脾气，泄泻用白术燥湿，助脾左旋上奉。中虚口干无津，用白术燥土，土燥则水利，益气可生津。若土虚，一般使用参、草；若土湿，一般用苓、草，而不添用白术。既用白术，必有土湿脾虚。

尺脉大，水气停留，水泛会侮土，可用白术崇土以堤水。

尺脉细，有水寒尺脉细紧，治宜暖水燥土，可用白术；有风木盗泻，使肾水耗失而致尺脉细，己土盗泄于风木，治宜敛收金水，止乙木疏泻，用山药而一般不用白术；有金不能生水，是因为土湿不降而致尺脉细，治宜燥土疏木，使脾升胃降。胃降肺亦降，金得收而水得藏，则尺脉不细。土湿不降也可以用白术燥湿补脾。

脉气不足，用四君子汤。脾气有余，用平胃散。有余则泻，不足则补，五脏皆然。

任注：脉气不足，是中气虚弱，用四君子补中气。脾气有余，是中焦留滞，不能运化开来，用平胃散，其中苍术运脾燥湿，陈皮、厚朴理降肺胃之气，使脾升胃降，中土枢转。

有余则泻，要看怎么有余、怎么泻；不足则补，要看怎么不足、怎么补。一，遂其性为补，逆其势为泄。二，要按升、降、浮、沉，按五行、六经进行补泻，千万不可掉入二元论的泥淖。

脾虚则脉弦者，服补中益气汤后，必发疟。脾虚而湿胜者，服补中益气汤后，必患痢。此邪寻路而出，仍服前汤自愈。

任注：脾虚脉弦，是土虚木贼而木气盛。服补中益气汤以后，参、术、草使中虚得补，而乙木之郁未得发舒。木郁应疏而不应当补，却得黄芪、当归以补。甲木得柴胡宣散，辅以升麻，必然发舒，是以寒热往来如疟。脾虚湿盛是土湿木郁，治当疏木燥土。然服补中益气之后，参、芪、术、草壅土，土湿脾陷，乙木疏泻，则必然下利。

火载血上行，逆也。复用凉药强为降下，不逆而又逆乎，曷若发而散之，之为愈也。

任注：中气旺，肝脾左升，血不下泄。肺胃右降，血不上溢。中气虚败或中土湿郁，而不能枢转，致肝脾下陷，则下脱于便溺。肺胃逆升，君相之火不降，则上流于口鼻，此即火载血上行，逆也，复用凉药强为降下，名为下降，实是寒中，中寒则火愈逆而血愈升。治宜先理中土，再降君相，火降则血不上行。

医诊不病之人，两尺无脉，是为无根，将有中风痰厥，暴脱猝死之患。明者知之，可服人参附子汤，以延寿命。此《本草》所谓“人参久服延年”之说也。若病发而救之，十不得一矣。此《内经》所谓“临渴掘井，斗而铸兵”，是已晚矣。若暴病呕吐，两尺无脉者，无害也，乃气奔于上不能下达，以致脉暂停也。此所谓上部有脉，下部无脉，其人当吐不吐者死。所谓不吐者死，言脉已无根，而气将脱也。

任注：左路阳生阴长，是木生于水，最后又归于水。今两尺部无脉，左路是水涸不能生木，右路是阳浮不能归宅，阳不能根阴，不能为阴所系，阳会有离脱之虞。一旦阳浮，浊阴蒙蔽神明，则会有中风痰厥，昏迷不语。阳离，会暴脱猝死，可服人参附子汤，以附子汤暖水燥土，人参补五脏，使浮阳归宅，使阴能系阳，则可扼暴脱之渐。

暴病呕吐，是胃气逆而不降。气逆不降，上盛下虚，呕吐脱液损营，此时有可能尺部无脉。欲吐不吐，气逆而不下，是浊阴上攻。阳明不降，浊阴上攻，干呕吐涎，阳有浮越之势，可投吴茱萸汤，苦温潜降。若尺已无脉，上脱已成，危。

凡似伤风咳嗽之病，作外感治，或表汗，或清凉降火，后必成痨瘵。盖肺虚不能卫皮毛，以致伤风咳嗽，宜用温肺汤固肺气为主。若用寒凉，则肺气益虚，肺虚则不能生肾水，水枯则相火旺，相火旺则骨髓蒸，干痨之所由作也。痨病不作泻者，阴虚骨髓皆枯也。善食者胃中火盛，非多食压不住火也。

任注：这里说了两点：前一点是本为内伤，症似外感，被当作外感治。后一点是肺虚不能卫皮毛，以致外感，出现伤风咳嗽。

前一点，本为内伤，症现似伤风：流清涕是中虚，太阳不能引精；鼻塞是肺气不利；咳嗽是肺气不降；恶寒是表虚；咽痛是少阴病一二日，君相之火不能下降，转而上逆，而集于咽。如果使用发汗的方法，会汗耗中气。若发不出汗而强责，则损少阴。如果使用清凉降火，则直接伤及中阳。中阳亏虚，土不能生金，致肺虚。金不能生水，致肾水涸，久之必成痨瘵。

后一点，肺虚不能卫皮毛，易致外感，出现伤风咳嗽。此时宜用麻桂青龙一类。此时若用寒凉，寒伤中阳，土不生金，则肺气益虚。肺虚则不能生肾水，水枯则相火易旺，相火旺则骨髓蒸，干痨之所由作也。痨病不作泻者，是因为较少出现湿盛脾陷，以及乙木盗泻于下。善食者，是胆胃不降，相火烁胃，“非多食压不住火也”。

胃气上升于肺则为气，从肺回下则化为血。

任注：肺主气，气源于胃。右路阳杀阴藏，收敛为金，闭藏为水。右路言气与水，不言气与血。

缓为脾之本脉，缓而有力为太过，无力为不足。若脾部见弦脉，为木乘土位，中气不足所致，是从所不胜来，为贼邪。若见沉细，是从所胜来，为水侮土。见短涩，是从前来为实邪。见洪大，是从后来为虚邪。凡看脉，先认本部脉形，若兼见别部脉形，或从所生来者，或从所克来者，以五行之理推之，然后断病不差。

任注：土虚木乘见弦，是中气不足而木乘土，是从所不胜来。但饮亦见弦，宿食未化热亦见弦。

寒水侮土，土不得缓，沉主里，细为气少，沉细是阳虚之渐。土本克水，是从所胜来。脉见短涩，是从金来，肺脉浮涩而短。金在土前，土生金，故曰是从前来。

脉见洪大，是从火来，心脉浮大而散。火在土后，火生土，故曰是从后来。

仲景以弦为阴，叔和以弦为阳。然须辨弦中迟数，而后阴阳始定。弦迟为阴，弦数为阳，弦滑为痰饮。

任注：叔和抛弃观象的古脉法，而以二元对举的方法对古述脉象的有关名相进行强行归类，只留其名而弃其魂。使脉学由生动的观象变为粗浅、僵化的教条。

“弦迟为阴，弦数为阳”？弦本身既可能为阴，也可能为阳。而且迟不一定为阴，数不一定为阳。滑为阴有余而阳不衰，弦滑多为痰饮。

内伤外热是阳虚上浮，下寒上热为假热也。盖肝、脾、肾三阴在下，三阴中有三阳。若阳气虚、阴气胜，则三阳上逆，三阴独治于下。太阴则无阳明之阳，少阴则无太阳之阳，厥阴则无少阳之阳，阳浮于上，身热所由发也。故用干姜回阳明于脾，肉桂回太阳于肾，茱萸回少阳于肝。三阳下降，则火敛归原，而身热退矣。故曰干姜、肉桂乃退热之圣药也。

任注：内伤外热是阳浮于外，而不能敛收归于内，下寒上热是君相之火不降，不能敛入癸水。

不是肝、脾、肾三阴在下，而是足三阴从足走胸，是足三阴不能上行，不是“在”。

虽然万物负阴而抱阳，但不能说，“三阴中有三阳”。因为阳有阳经，阴有阴经，阳经下行，阴经上行，皆一气流行。

“若阳气虚、阴气盛，则三阳上逆，三阴独治于下。太阴则无阳明之阳，少阴则无太阳之阳，厥阴则无少阳之阳，阳浮于上，身热所由发也。”阳经下行，阴经上行。若阳气虚，则下行之阳弱。阴气胜，则上行之阴盛。不是“三阳上逆，三阴独治于下”。

出现胆胃不降、肝脾不升、君相之火上逆、三焦相火下陷以及四肢厥逆等，是由各经之气以及经络运行所决定。例如胃不降致使甲木少阳不降，遇不得顺降而从前向后瘀阻，但总归胆气运行是向下的，不会转而向上。

“太阴则无阳明之阳”，“用干姜回阳明于脾”，阳明胃是燥金之气，太阴脾是湿土之气，二气虽为表里，但分两经运行，阳明下行，太阴上行。燥金之气与湿土之气交济，不是太阴则无阳明之阳。干姜温中，止呕吐、泻利。中寒用干姜可使肝脾升、肺胃降，温中枢土，不是用干姜回阳明于脾。

“少阴则无太阳之阳”，“肉桂回太阳于肾”，手少阴心君火司气，足少阴肾水化气，膀胱为足太阳寒水之经，少阴与太阳皆水火并统。无非是少阴之中阳气不足，不存在“少阴则无太阳之阳”。肉桂暖营疏木，温不了肾。

“厥阴则无少阳之阳”，“茱萸回少阳于肝”。厥阴之气为风，少阳之气为火，肝胆同寄，若乙木厥阴郁陷，则甲木相火逆升，同时三焦相火易陷，手心主风与火易动。厥阴乙木郁遏之时，若血中温气衰，则在下全是湿寒，若温气不衰，则郁遏而起下热。不是“厥阴则无少阳之阳”。吴茱萸温中焦湿寒，升肝脾郁陷，降胃胆之逆，使君相得降，肝脾得升。不是回少阳于肝。

“三阳下降，则火敛归原，而身热退矣。故曰干姜、肉桂乃退热之圣药也。”这是暖水燥土，敛降金水，使得外浮之阳与君相之火得以下降，敛入癸水使肾水温，所以身热退。

温肺汤，金浮水升也。细辛、五味、肉桂皆所以温肾，肾水温暖，则气上行，气即水中之金，是金浮也，所谓云从地起也。上行之气熏蒸于肺，停而为津液者，复化为水，是水升也，所谓水从天降也。

温肺汤，木沉火降也。温肺则金旺，金旺则能平木，木有所畏，收敛下行，是谓木沉，木既沉，火自降矣。

任注：细辛自肺及肾，降冲逆，五味子敛收肺气，肉桂降冲逆、暖营疏木。肺气得温得补，自可清降，肺气敛降，不是金浮。右路阳杀阴藏，君相之火得以下降，敛收入肾，使癸水温。转入左路，肾水温则肝木生发，不是木沉，木不沉，若乙木沉陷，则必甲木相火逆升。“上行之气熏蒸于肺，停而为津液者，复化为水，是水升也”。不是停而为津液，停就为痰饮了。是熏蒸之气，受燥金变序，雾聚为露，气凝为津，是为水上之源。是金水收降，不是水升。

“气即水中之金，是金浮也”，气即水中之木，不是水中之金。是木浮，木主升发，乙木参天。金是收降，西方为金，日降日落为金。若金浮，即是咳喘等肺气不降。

木生于水而长于土，上行化为心火，金降使木升得以继续，不是金平木。金收敛下行，金降应叫金沉，不能叫作木沉。

木者，火之母也。木浮，则火在上，而肾水寒。木沉，则火在下，而肾水温。

任注：肾水温则木萌，左路：木生于水而长于土，上行化为心火，乙木要生发，只存在乙木能不能升发的问题，不能以浮沉的部位来论。右路：胃降肺降，金收水藏，君相之火敛聚于癸水，使肾水温。火在上，是君相之火不能收降，多为肺胃不降。火在下，是三焦相火下陷，或乙木温气下郁，多为水寒土湿。

凡人一身，只阴阳二气。若阳气生发，阴气皆化为血。阳若不足，阴气皆化为火。

任注：阴阳者，天地之道也，阳生阴长，阳杀阴藏。若阳气生发，则阴随流行。若阳气潜降，则阴随收藏。阳

若不足，则运行缓怠，阴易聚集。如果相火不位，阳集则表现为火。实际上言阴阳不如言一气，阴阳只是一气运行的不同表现。一气运行，上升、发散、出使、卫外而固为阳；下降、敛聚、守定、藏精起亟为阴。圣人因指而得月，不可只记住手指而忘记月亮。

脾当夏月，湿热为害，自受之则作泻利；入于肝，则寒热似疟；入于肺，则为痰嗽。若腹中大痛，则少用五苓散，重加干姜，可当理中汤。若腹微痛，则重用五苓散，少加干姜。痰嗽，五苓散加半夏、五味则肺气清，可当温肺汤。疟疾，五苓散加柴胡、黄芩。头痛加川芎、蔓荆。腹中宿食，加干姜、半夏，盖干姜温中，能化宿食，半夏醒脾故也。汗多，五苓散合小建中汤。汗太多，合黄芪建中汤。身热，五苓散加柴胡、干葛。热甚，加石膏。欲用五苓发表，则热饮走表，桂枝得令也；欲利小便，则冷饮达下，泽泻得令也；欲吐，则温服。复饮热汤数碗，探之使吐，猪苓得令也。一方之中，无穷妙用如此。

任注：己土湿而乙木郁，木郁陷泻，则为泻利。乙郁甲逆，相火不疏则少阳经病，病则寒热往来。脾陷胃逆，胃胆不降，胃不降则肺不降。己土湿乙木贼之则为腹痛，肺气不降则为痰嗽。若腹中大痛是中寒，当温，所以重加干姜，可用理中汤。

若腹微痛，是己土湿而不运，用五苓燥土疏木、发表利水以祛湿，稍加干姜温之。

痰嗽是己土湿而肺气不降，用五苓散利太阴之湿，发表疏木、利小便，以半夏燥降肺胃之气，五味子敛肺气，肺气收降，则痰嗽自除。

疟疾，先发热后恶寒者，用五苓散燥土疏木，理降肺胃之气。同时用柴胡、黄芩疏清甲木，推陈致新。头痛加川芎、蔓荆子以发散木郁。

腹中宿食，是中寒致受纳腐熟之力不足，加干姜温中，胃温可化宿食。半夏降胃气，促进胃腑排空。

汗多是君相不降，而蒸于营，用小建中疏清甲乙、补益中气。五苓散发汗利小便、降肺胃之气。汗多伤阳，使营卫虚弱，加黄芪补益营卫。

身热是脾经湿热，阳明不降，以五苓发汗利小便，以柴胡疏清甲木，葛根舒降阳明郁热。热甚，用生石膏清肺金、凉降阳明，甚者可用大黄、芒硝。

五苓散热饮，助胃阳宣发，有桂枝疏营郁，使卫泄而为汗。冷饮入胃，寒损胃阳而不能发汗，由利水剂淡渗利小便。饮热汤探之使吐，使在上者引而越之。

湿热在上焦，大渴引饮，宜渗泻之。五苓散为阳中之阴，表之里药也，药行虚飘。故猪苓入肺而利上焦，茯苓利中焦，泽泻利下焦，白术补脾以燥湿。用肉桂少许，以甘温走表，交通内外，接引阳气入里，扶助药力下达，而逐三焦之湿热也。

任注：湿病者，太阴湿旺而外感风寒。土湿肺气堙郁，

不能化水渗于膀胱，于是膀胱闭癃。湿气侵淫、弥漫于周身，一遇风寒外感，闭其皮毛，通身经络之气壅滞不行，则疼痛热烦而皮肤熏黄。湿凌上焦，则痛在头目；湿淫下部，痛在膝踝。湿为阴邪，其性亲下，着病以膝踝关节为多。湿侵肝肾，则痛在腰腹。其火盛者，郁蒸而为湿热；水盛者，淫佚而为湿寒。总皆本于阳虚，治宜内通膀胱，外泄汗孔。

湿家日晡烦痛，以土旺午后申前，时临未支，湿邪旺盛，用茵陈五苓散。空腹米粥调和一汤匙，多饮热汤取汗。若发热恶寒，是表邪闭固，加苏叶、浮萍发汗。

湿旺脾郁，肺壅而生上热，小便黄赤，法宜清金利水，以利湿清热。用玄滑苓甘散，大麦粥汁和服一汤匙，日三服，湿从大小便去，尿黄粪黑，是其候也。若湿邪在肤，肺气壅滞，以致头痛鼻塞，声音重浊，神气郁烦，当于发汗利水之中，加橘皮、杏仁，以泻肺气。若小便黄涩，少腹胀满，用茵栀苓甘汤，服后小便当利，尿如皂角汁状，其色正赤，一宿腹减，湿从小便去。加减：

（1）腹满尿涩，是木郁生下热，加栀子以清膀胱。

（2）湿热在脾，加大黄、芒硝以清脾湿热。

（3）如湿热但在肝家而脾肾湿寒，加干姜、附子。

（4）如膀胱无热，但用猪苓汤清热利湿。湿热在上焦，大渴引饮，或者是感受暑热，而内已有热的阳明经证；或是湿旺脾郁，肺壅而生上热。是热宜清泻，是湿宜发汗、渗利。

五苓散燥土疏木、发表利水，治太阳中风，内有水气，渴欲饮水，水入即吐者。治太阳伤寒，汗后脉浮，小便不利，微热消渴者。桂枝、白术、茯苓疏木燥土、利湿、补中气，猪苓入肾与膀胱经，利水燥土，泻饮消痰。开汗孔而泻湿，清膀胱而通淋，清带浊而消鼓胀。泽泻入肾与膀胱经，燥土泻湿，利水通淋，除饮家眩冒，疗湿病燥渴。

人身以阳气为主，用药以扶阳为主。如上焦闭塞，阳气不得下降，须开豁之；中焦阳虚不能上升，须温补之；下焦阳不能藏，须求肾纳气。

任注：阳气者，若天与日，失此则折寿而不彰。但能不能说人身以阳气为主呢？还是不要这样说为好。因为对于任何一太极，若欲其成立，必须阴与阳同，升与降同，开与合同，出与入同。若开散多了，就要收敛。若收敛多了，就要开散。主从之说，容易引起过分重阳而废阴，甚至引发使用附子的竞赛，看谁附子用量最多。

“如上焦闭塞，阳气不得下降，须开豁之”，若营郁卫闭，可疏营郁、泄卫闭。若肺虚、湿、热，可清宣收降。若胃气不能和降，调之使其和降。若君相之火不降，使降之。

“中焦阳虚不能上升，须温补之”，中焦阳虚不能枢转，温中补益调整。

“下焦阳不能藏，须求肾纳气”，水不能藏，枢转中土使金收水藏，敛收肺气使金能生水，降君相之火使之归于癸水。若有风木疏泻则宜止之、有相火沉陷宜清之、下元

寒沍宜温之。

泻属脾，宜升胃。吐属胃，宜醒脾。

任注：泄泻是脾陷，己土左旋上奉，宜升之。呕吐是胃气上逆，戊土以和降为顺，治当和降胃气。脾陷则胃易逆；胃逆则脾易陷，因中土枢转，脾是升，胃是降。故在治一方之时，要顺便考虑到另一方。

今人取煤炭者，冬时天寒，必脱衣下坑，以阳气下潜，地上寒，地下热也。夏时天热，必复衣而下，以阳气上浮，地上热，地下寒也。医家用药，须识得此意。故东垣夏月用大顺散，以阴在里也；冬月用黄柏，以少火在泉也。经云：用热不远热，用寒不远寒，是矣。

任注：夏月阳生阴长，天地之气浮散，地下水以及地中阳气上升，所以地上热，地下寒。冬月阳杀阴藏，天地之气沉敛，地下水以及地中阳气下降，所以地下热，地上寒。但天地之气是流动与循环的，夏月亦有沉敛，冬月亦有浮散，只不过侧重不同。人体之气亦同于天地之气，木火发散之后紧跟金水收敛。由于个体不同，夏月也有水寒土湿，冬月也有水涸火炎。若是水寒土湿，要用暖水燥土。若是水涸火炎，则要清润乙木，使金收水藏，而不管是夏月，还是冬月。

“用热不远热，用寒不远寒”，分经去分析一元盈缩，不因有热而弃热味，不因有寒而弃寒味，是经气运行使然。

凡内伤、伤寒，若服温肺汤，不宜骤发大汗。盖药中气味皆辛热，饮入胃中须待良久，俟下焦温暖，肾中之阳上达于肺，熏蒸成液，而后皮毛开通，自然汗出，邪气自退。大火煎者，取其厚气，易达于表，而不留中也。若汤药入腹，遽用温覆发出大汗，则津液先亡，药之热气不能发泄，反郁于内而成燥火，故身热反甚，舌干、齿燥、唇裂、神昏，一切热症所由作矣。当此之时，热势太甚，须用柴芩汤加当归、枳壳、干葛以和解之。所谓开鬼门、洁净府，上下分彻其热也。

任注：外感，太阳表症，须用对症方剂，一般不用温肺汤。伤寒、中风，卫闭营郁，在服用麻、桂、青龙或五苓以后，温服覆衣取微汗，都不是遽用温覆骤发大汗。

内伤，须用温肺汤时，温肺汤是温其肺寒，由金及水，一般不需要泄卫表发汗。

服用温肺汤，又遽用温覆骤发大汗，会出现大汗耗气伤津。或大汗亡阳，而出现四肢厥逆、筋惕肉瞤等症状。

对于发汗，临证需要掌握的是出汗的速度以及出汗量的多少。有的人容易出汗，有的人不容易出汗。有的人卫虚、阳又不降，平时喝口热水都出汗。有的人水寒土湿夏季都极少汗出，有的人皮肤干燥，终年难得一汗。

若本为阳症，而错用温肺汤，又遽用温覆骤发大汗，则会出现“身热反甚，舌干、齿燥、唇裂、神昏”等阴伤

症状。当此之时，热势太甚，可酌用制首乌、丹皮、生地、玄参、生石膏、知母、麦冬、五味子、大黄双清甲乙、清降阳明、敛收金水。

归脾汤，用木香交通之使也。盖火郁气滞，脾气不醒，不能上通于心，下达于肝，失其统属之令矣。木香破上焦之滞，醒动脾气，而后脾能淫气于心，心始生血；散精于肝，肝始藏血；心肝归依于脾，而后脾得以统血也。且参、芪、术、草之补脾，当归之补肝，茯苓、远志、酸枣之补心，各守一经，性皆滞碍，得木香之疏畅，则药气活动，三经流通，而无杆格之患矣。今之用归脾，而去木香者，惑哉。

任注：归脾汤的组成：党参、白术、茯神、甘草、黄芪、当归、龙眼肉、远志、木香、生姜、酸枣仁、大枣。

四君子汤是从薯蓣丸右路药味中去麦冬、桔梗、杏仁、山药、神曲、干姜，只留下党参、白术、茯苓、甘草而成，后世称为四君子汤，其中苓甘燥土，参术补中气，对于中焦的其他情况无法顾及，例如虚寒一般须用干姜。

归脾汤中的当归、酸枣仁养肝血，用于营燥。龙眼肉、大枣补脾精、养肝血。以上四味主要是补脾精、养肝血、润燥，而对于乙郁风燥的其他情况，没有疏木、清风、活血、破结、酸敛等对应之味。对于甲木，以及胆胃不降更是没有考虑。

左路没有升味，右路没有降味，这样左升右降就不易明显形成。

生姜入营通经络，黄芪入肝脾益营、入肺胃益气。黄芪、生姜入营卫，但若没有桂枝、白芍引领则效逊。

远志辛散开通，入心肾经，开心窍，救神昏，治胸膈痹痛。补肾壮阳，敛精止泄。其作用与本方剂治疗主旨关系不大。

木香辛燥微温，入脾胃，止呕吐泻利，消胀止痛。破滞攻坚是其所长，能平积聚癥瘕。但木香不宜用于治肝，因肝气为风木之气，风生必燥，以燥对燥，所以不宜。本文作者已经看到“参、芪、术、草之补脾，当归之补肝，茯苓、远志、酸枣之补心，各守一经，性皆滞碍”，需要活动。而木香之破滞攻坚不利于虚者，性燥又不宜于治肝。药物各有归经，仅木香一味流通也顾不过来。

凡嗽咳而后痢，肺虚阳气下陷也。先嗽咳而后疟疾，金衰不能平木也。

任注：嗽咳，肺气不降，是因中虚脾不能升。中虚不枢致肝脾陷泻，于是出现下利。凡嗽咳而后痢，是中虚脾陷，肺气不降。先嗽咳是肺胃之气不降。胃气不降，出现甲木不疏、相火逆升则可能发疟疾，不是金衰不能平木。

凡生病处，皆为阴、为火、为阳气不到。阳气所到之处，断无生病之理。

任注：阳气能够充畅而行，则不会生病。

(1) 阳气不到，即形成虚寒。

(2) 阳气不虚，却集而不行，阳集为火，火烁为病。而在阳气将到，却因前集而不能到后面，也会形成寒。

(3) 外感风寒，伤寒传经，阳盛入阳明之腑，阴盛入太阴之脏。

(4) 内伤六经传滞，阳弱而又运行不畅，会形成癥瘕积聚，痰饮瘀血、气鼓水胀等疾病。

阳气的多少与分布不同，会产生疾病：

(1) 阳气行而不畅，则集而为火，就形成了红肿热痛、高突拒按的痈。甲木相火不舒，就发为瘰疬与颈边耳下结节。

(2) 阳气虚弱而不能温舒，局部就形成了疽，平塌不突、漫肿结硬、不红不热或微热。或形成痰核、流注。

(3) 阳气不到，就形成了如岩石一般的肿硬，这就是癌肿。

痢疾不发于夏而发于秋者，盖夏时阳气尽长于表。太阴主里，湿土用事，纯阴无阳，或过食生冷，积而不化，积久成热，痢之所由起也。不发于夏者，无阳则阴不运。发于秋者，阳气入里，攻之使然也。

任注：痢疾，乙木庚金之郁。多发于秋，是长夏湿盛，脾湿乙郁，至秋阳明燥金司气，遂庚金之性，而使乙木愈郁。乙木陷于庚金，滞而不疏，而愈欲疏泻，故痢疾多发。

四物汤治血之有余,不治血之不足。盖有余之血，溢而不归于经，则用芎、归。川芎上归巅顶，下至九泉，所以行血，当归引血归经，二味走而不守；白芍酸而收之，地黄直达丹田，二味守而不走，使血安于其位也。若血不足，则孤阴不生，必以四君子为主，令阳生阴长可也，岂四物所能独治哉。

任注：四物汤是从薯蓣丸左路药味中去桂枝、阿胶、柴胡、白蔹、防风、大豆黄卷、大枣而成。桂枝走经络、疏营郁。阿胶养营血、补虚损。柴胡清胆经郁火，泻心家烦热，降胃胆之逆，升肝脾之陷，左疏右降，推陈致新。白蔹清少阳上逆之火，泻厥阴下郁之热。防风泻己土湿而达乙木郁。大豆黄卷泻水湿、达木郁，行经脉、破血症。去以上诸味，而只留四物，作用就非常有限了。

四物汤当归养血，白芍双泄甲乙，川芎入营疏乙木，生地凉血清风。在乙木风燥之时，调理甲木必不可少，然而四物没有。需要走经络发表，无桂枝助之。需要活血，无丹皮、桃仁之类。需养血回损，无阿胶。至于水土之助，就更没有，所以四物汤的用途就很有限。

将离经之血称为有余之血，是强行将血之状况纳入二元论范畴，何其不通也哉。

当归养血息风，使肝气不急。川芎疏乙木，使营血归经运行，是有走有守。白芍双泄甲乙木，生地凉血滋木清风，可缓其急迫，亦可坏其不足，不是守而不走。不要纳入“走与守”的二元，容易使人糊涂。

若血不足，血本于脾，要开化源，必温暖水土，仅用四君是明显不足的。

四君子补脾药也。然得黄芪则补肺，得当归则补血，得山药则补脾阴，得干姜则温中，得丁香则温胃，得神曲则去胃中陈腐之气；脾气困倦，加木香、砂仁之香燥以醒之；丹田火起，加地黄之沉寒以泻之；木乘土位，四君子加芍药，以补脾阴而泻土中之木。

任注：四君子，党参、白术补中气，茯苓、甘草燥土，非仅补脾。加黄芪补营卫之虚，肺主卫，因而肺气得补。但若肝温气不足，或乙木郁遏于下，乙郁风生，甲逆热聚，肺气却不得敛降，加黄芪也无济于事。得当归可以养血，但土木之间的关系，则需协调。得山药可敛脾肺之精，以止乙木疏泻，要考虑是否有中寒。得干姜可温中气，得丁香可降逆上之浊气，得神曲可以消食。若温胃降逆，只用干姜加砂仁即可。

脾气困倦，是土湿中虚，用砂仁斡旋中土。用木香破滞攻坚，非积滞不用。木香不利于肝燥，肝病多燥，所以每不宜木香。

丹田火起，是相火沉陷于下，治以燥土疏木，则沉火自熄。若乙木郁热，可加生地凉血滋木清风。木乘土位，要看是甲木还是乙木，是胆胃不降，还是肝脾不升。木乘土虚，用四君补土，轻者可仅加白芍泻木。

伊尹十全大补汤中，用四君子汤补气，加木香不使上焦气滞；四物汤补血，加沉香不使下焦血滞。上古气血皆厚，故用二香补而兼之以行也。若叔季之人，气血愈虚，故东垣以黄芪代木香，更益上焦之气，血温则生；以肉桂代沉香，温暖阴血，而使之生也。《经》云："虚者十补，勿一泻之。"是矣。

任注：十全大补，名称上冠以伊尹，实际不可能是伊尹的。四物与四君皆源于汉代仲景的薯蓣丸。古圣贤组方是很周到的，中医经典讲究的就是变动性、整体性与协调性，是象，不可能单抽出四物补血与四君补气，这明显带有后世的斧斫之迹。

一般四君补气，右路因虚而滞，稍加木香流通是可以的。四物补血，加沉香降下焦逆气。但木香攻坚破滞，不利于中气虚者；沉香性沉降、不利于乙木郁遏者。所以若加二香，仍需脉症相合。

若营卫虚弱，可加黄芪益营卫之气。若血中温气不足，可加肉桂暖营疏木。

寒凉泻火之有余，不能泻火之不足。五脏无病，只肾虚火动，故用寒药滋阴降火。若脾虚下陷，阴火上升，复用寒凉，则无根之火降之愈焰，而喉痛、音哑之病作矣，危亡岂能免乎。

补中益气汤，人皆知为上焦之药，而不知其为下焦之药也，以脉右大于左，阳陷于阴，乃从阴引阳也。六味地

黄丸，人皆以为下焦之药，而不知其为上焦之药也，以脉寸旺于尺，阳亢于上，乃从阳引阴也。

任注：“寒凉泻火之有余，不能泻火之不足”，意思是真火已不足，不能再用寒凉去泻邪火。用二元论进行教条式归纳，总显得别扭。

“五脏无病，只肾虚火动，故用寒药滋阴降火。”五脏无病，为什么还会肾虚火动？五脏无病，只肾虚火动，意思是说右路不降，或金不能收，或水不能藏。若土燥，可适当使用寒凉药。若脾湿脾陷，则不可用凉药寒降。若使用了寒药，会致中阳愈败，相火愈逆，所以“喉痛、音哑之病作矣，危亡岂能免乎”。

补中益气与六味地黄，不能分辨说是上焦药还是下焦药，因为它们都处于一气流行之中，上下焦皆至。

补中益气：若脉右大于左，是中虚君相不收，肺胃之气不能收敛，而左路木气不达。在没有明显水寒土湿的情况下，采用补中养营、升达左路，益肺金之气，可使右路君相下降，气归于收敛。但若遇左路肝脾郁陷，左起不来，右就降不下去。

六味地黄：若寸旺于尺，是肺胃不收，金水难敛而风木疏泻。此时要敛收金水，凉血滋木清风，以止乙木疏泻，并适度利脾肾之湿，可用六味地黄丸。但胃气是否能降，土湿水寒是否显著，肾元是否虚损，都会阻碍六味地黄丸的使用。

从阳引阴是收降；从阴引阳是疏升。不说升降，只说从阳引阴与从阴引阳的名词，从而忽略了木升金降与中土枢转的核心问题，每每会使学生一头雾水。

汗乃心之液，心火乘脾，散而不敛，故多汗。亦有肾水侮上，溢于心而为汗者。

任注：阳加于阴谓之汗。汗是热蒸于营，卫开营泄而为汗，不是心火乘脾。寒水上凌，阳不能降，会容易出汗。浮阳上越，会有亡阳之汗。

心火乘脾这话不解，火能生土，没有乘侮。

命门脉起用茯苓、苡仁引火下达。

任注：脾湿胃气不降，君相之火不能下敛，金不能收而水不能藏，水不藏而现命门脉不能沉束。用茯苓淡渗脾湿、利水燥土，用苡仁清金燥土利水。脾燥金清水顺，则命门脉收藏矣。

血无气领，血不归经。

两尺脉数，是为阴虚火动。

脉紧犹有胃气，脉数是无胃气。

浮弦之脉，芍药敛之使下。

脉数则无火，是邪火有余，真火不足。

任注：血原于脾，升于肝，敛于肺，降于胃，行于经

络，而统于中气。中气旺，肝脾左升，血不下泄。肺胃右降，血不上溢。中气虚败或湿郁，而不能枢转，致肺胃逆升，则上流于口鼻。肝脾下陷，则下脱于便溺。血中含有温气，血温则流行条畅，血寒则凝瘀梗塞。瘀而不行，则为癥瘕，瘀而未结，若经络莫容，势必外脱。肺胃阳虚，血逆流而不降。肝脾阳虚，血陷泄而不升。

“血无气领，血不归经。”说明气与血的密切关系，血的运行离不开气的推动，所以治血亦要治气。

“两尺脉数，是为阴虚火动。”尺数，其它脉亦数，数不一定是火。

“脉紧犹有胃气，脉数是无胃气。”和缓而有神是有胃气，无缓现真脏脉是无胃气。

“浮弦之脉，芍药敛之使下。”浮弦，甲木不降，乙木不疏，用芍药双清甲乙。

“脉数则无火，是邪火有余，真火不足。”在虚损劳证之中，脉数是因中虚，说不上真火不足、邪火有余。

火在丹田之下者，是为少火，少火则生气；离丹田而上者，是为壮火，壮火则食气。食气之火是为邪火，生气之火是为真火。

任注：阳集为火，甲木相火逆升，是在胁肋以上。三焦相火沉陷，乙木温气下郁，多是在脐腹以下。正常情况下，经气旺盛，阳会适当的聚集，但经气不能过集、也不能不行。不过集、能顺行，即是少火，少火生气；不能行而过集，阳集为火，即形成壮火，壮火食气。

肝火逆行上乘脾位，用吴茱萸、炒黄连以制之。黄连泻火，吴萸引肝气达下，归于其位，所谓木沉则火降也。

任注：肝为足厥阴行升，所以肝气上行为顺，上行不应称为逆行。木气生发，乙木参天，乙木是向上的，不存在引肝气下达，应引之使之疏升。下达是使木陷，木沉不升，温气郁遏，火陷于下，表面上是火降了，实际是火陷了，病了。

吴茱萸，辛苦温，入脾胃肝经。温中行滞，泻湿驱寒，开郁破凝，降胃逆，升脾陷。

黄连，苦寒，入心经，清心泻火，退热除烦。黄连、吴萸皆苦降，吴萸之温可减黄连之寒。

先有脏毒，后有咳嗽，此由腑及脏，肺与大肠相表里也。

任注：由大肠及肺，是由腑及脏。

《论注》曰："病呕而吐，食久反出，是无水也。"盖肾主司闭藏之令，肾水既绝则不能纳气，气不归原逆于膈上，故呕而食出也。

凡虚损见数脉，为胃气不足。若转缓弱，为胃气生发之象。盖缓则有宽裕不迫之意，弱则有软嫩和柔之志。皆

象少阳春生之景也。

任注：食久反出，是朝食暮吐或暮食朝吐，是无火而不是无水，阳生方能阴长。

凡虚损见数脉，是中气不足，非仅为胃气不足。若脉转缓弱，见于左关，是乙木生发之象，会带有弦意。见于右关，转缓是中气得复。

四五月间湿热虽盛，犹正脾病，故宜五苓散。若六七月湿热太甚，主气衰而客气旺之时，宜清暑益气汤。盖壬膀胱之水已绝于巳，癸肾水已绝于午。用参、芪、甘草、麦冬、五味大滋化源，令金旺生水，以救将绝之肾也；黄柏清水之流；苍术、白术、泽泻上下分消其湿；升麻、干葛解表之热；青皮、陈皮、神曲消湿热之痞满而除陈腐之气。

任注：对于四、五、六、七月因湿热所患疾病，要分是暑病还是湿病。

湿病是太阴湿旺而外感风寒。

暑病分内本无热，与内原有热两种：

暑病内本无热：是暑热伤寒，以伤寒法治之。

暑病内原有热：人处于盛暑之中，热郁于内，气分先伤。偶被外邪束闭，内热不宣，气耗津损，于是暑病作也。初觉发热恶寒，口渴心烦，面赤齿燥，小便赤，脉洪而虚，属表里俱热。

(1) 若舌白、口渴、无汗，用防翘桑杏汤发表清里，防风，桑叶，杏仁，桔梗，银花，连翘，竹叶，豆豉，甘草，滑石，鲜芦根。水沸后，煎十分钟，勿过煎，顿服，覆衣取汗。呕而痰多，加小半夏及茯苓、陈皮。小便短，加薏仁。

(2) 若舌赤口渴无汗，是营分有热，用防翘丹芍汤发表清里兼清营热，防风，桑叶，桔梗，连翘，竹叶，甘草，丹皮，白芍，生地。水沸后煎三十分钟，服法同前，覆衣取汗。

(3) 若大汗大渴，脉洪大而芤，为入阳明，用人参白虎汤，清阳明经热，凉收金水兼益中气。兼舌赤、口渴、汗多，宜清营凉收金水，用加减生脉饮：北沙参、麦冬、五味子、丹皮、生地。

(4) 若按之心下痛，渴欲饮水，得水反呕，面赤身热，头痛，不恶寒，但恶热，小便短，大便闭，舌苔黄滑，脉浮滑，为水结在胸。用小陷胸汤加枳实，散降心下水饮。

(5) 若心下痞，按之濡，脉滑数，不食不饥不便，是浊痰凝聚，用半夏泻心汤加减。

(6) 轻证阳明不降，暑湿为患，肢体酸困，胸闷恶心，苔腻脉濡，用藿香正气水，或三仁汤。

(7) 如已入阳明，湿气已化，热结独存，口燥咽干，渴欲饮水，面目俱赤，舌燥黄，脉沉实。依阳明腑证，用调胃承气或小承气汤。

(8) 盛暑停食，出现吐泻，是寒症，用葛根加半夏生姜汤，葛根芩连汤，桂枝人参汤等。

四君子甘温足以守中，二陈辛温足以散滞，皆脾胃要药也。

任注：四君子苓、甘燥土，参、术益中气。二陈半夏燥湿降肺胃之气，陈皮理降肺胃之气。

凡脉见数，为胃气不足，宜单补脾阴，以养胃气。

任注：内伤脉数，多为中虚，在益气的同时，可加用山药、莲子、五味等敛收肺胃之气，以止乙木疏泻，则脉数可减。

作泻，藏附子于白术中，令其守中以止泻也。表热，藏附子于黄芪中，欲其走表以助阳也。

任注：水寒土湿，乙郁脾陷泄泻，用白术燥土补中气，使土能堤水，最好伍以干姜。加附子暖水，解寒水侮土，则水寒土湿可解，木郁随之可疏，作泻可止。

寒水侮土，阳气不收而浮越，出现表热、自汗、畏寒，以附子暖水，迎阳归宅，则浮阳可收。阳收之后，营卫虚弱，以黄芪入肝脾益营，入肺胃益卫，则畏寒、汗出除。

凡夏月，阳气尽浮于表，脾胃无阳，湿热内积，五苓散要药也。

任注：夏月暑湿，容易造成外有表症而又湿热内蕴，可以使用五苓散燥土疏木，发表利水。

中气与肾相对，是天一生水也。

任注：天一生水，地六成之，是金收水藏。但必须有中土枢转，胃降方能肺降，金收才有水藏。

胃之阳气，贯于四脏之内。假如阳气不到于肺，是肺之脾胃虚也。余可类推。

任注：中气回环，清阳上升，而化木火；浊阴下降，而化金水，是中土枢转，和于四象而贯于五脏六腑。右关脉和缓，胃气贯于四脏，所以诸脉皆含和缓。若肺脉中和缓成分减弱，名之曰肺之脾胃虚，是来自中气的支持不足。

此处不可单述阳气，不说阳气不到于肺。因气有散敛，气含阴阳，是胃气到肺不足。

肺脉豁大，须防作泻。

任注：肺脉当收敛，今豁大而不能敛收，肺与大肠为表里，肺气不收影响大肠之气敛收，大肠之气不收，须防作泻。另外金生水，金不收则水不藏，肾水不藏，肾主二便，二便不收，亦须防作泻。

眼胞，上者属脾，下者属胃。

凡人素有病，若劳碌，动作反觉精神强健，此乃阴火沸腾，扶助于内，不觉元气之不足也。若静养调适，反觉神倦、气弱，此阴火已退，阳气已复，本相透露故也，以元气本不足也。

任注：眼胞属肉轮，属土。

劳伤中气，若木火未衰，相火不降，虽然本虚，但人仍觉有精神。若能静养调整，使相火蛰伏，则本虚自现。本原不足，故感神疲气弱。

若猝死者，魂不附体，若身一移动，则魂寻觅不着，不能复归矣。

任注：古人说魂不附体，意即形神相离，是失神的表现。其说法应批判性地兼收并蓄。此言猝死，指的是急性心脑血管病重症，如脑出血、大面积心肌梗塞，先不能动，立即给药抢救。

心火居上，肾水居下，水能克火。以脾土居中，制住肾水，故不得凌上耳。若土虚不能制水，水无所畏，自小腹撑起，上冲于心，来克心火，如豚之走奔而不可遏，故名曰奔豚。久则痛甚，水火不得下降，脾土无养，日就尫羸而不可救药。

任注：水能灭火而土能克水，故以火生土，以土堤水。奔豚是风木奔冲，小者枝叶摇动，是在心下；大者根本动摇，是在脐下，是因为水寒土湿。

无火不动痰，无痰不作晕。

任注：中土不足，肾不升，水不能化气而成饮；肺不降，气不能化水而成痰。在痰饮形成的过程中，会有甲木相火逆升，以及三焦相火沉陷，所以表面上有无火不动痰的说法。肺胃不降，痰气逆升，上干神明，会有晕眩。

凡走表之药，以气胜也，须焰火骤煎，不可太熟。

任注：大火骤煎，时间不长，是取其气，慢火久煎是取其味。气浮散，走表。

疟疾脉迟，宜用丁香温暖中气；脉数者不宜。

任注：疟疾脉迟是多寒少热或先寒后热，疟虽属少阳，然寒热往来，毕竟中气虚寒，不能为继，所以脉迟。用丁香温暖中气，却下元之寒湿。

脉数者多热少寒或先热后寒，宜疏少阳，不可先温中。

痰着而不出，是无力也。痰黑出于肾中，气寒肾水泛上也。

任注:痰着而不出，是中气不足，无力嗽痰。或相火不降而又肺津耗伤，使痰黏嗽不出。木主五色，入肾化黑，所以寒水上泛，其痰色黑。

凡病久而不愈者，多有用附子获效，附子回下焦之阳。盖万物生于土，火者，土之母也，命门火旺则脾土温暖，胃气升发，五脏皆有所禀，此提纲携领之治也。若于五脏中用药，犹是见病医病，其何能效?

任注：暖水燥土，此提纲携领之治。附子辛苦温，入脾肾经，暖水燥土，泻湿除寒。走中宫温脾，入下焦暖肾。补垂绝之火种，续将断之阳根。水寒土湿者一用附子，即使水温土燥，木得疏升，而金得收降，则一气得复。由此意出发，则火神出焉。

白浊不清者，湿也；痛者，湿兼热也。

任注：尿白浊是脾肺湿陷，精微下流。痛者，是相火下陷于壬水，乙木郁而不泻，泻而不出，又必欲泻，风木摧剥，所以痛也。

久疟，宜补脾。痰喘，宜求肾纳气。

任注：久疟，木病克土，必土虚，所以要补中气。

水寒土湿，肺胃不降，津凝而为痰，气逆而为喘。治宜暖水燥土，收降肺胃之气，则痰喘愈。

肝脏在两胁，肝之治在下焦。肾肝居下，阴中阴也。

任注：肝经行两胁，肝为乙木，木生于水而长于土，上行化为心火。说“治在下焦”以及“肝居下，阴中阴”，都没有意义。

肾居下，右路金收水藏，如湖如海，汇为肾水。君相之火下行，敛入癸水，是为寒水中一点真阳。左路木生于水，水中之阳是为元气。

夜间不睡，盖胆火冲上，神不安静使然。温胆汤中，用枳实开豁胸膈浊气，竹茹清胆火使之下行。

任注：温胆汤，用枳实、竹茹加二陈，适用于胃胆不降。二陈之中，苓、甘燥土，陈、夏祛痰燥湿、理降肺胃之气。胃降肺降，君相之火降，阳能入阴，神即可安。若为胆火上冲，致使肺胃不降，可加竹茹清胆火降逆，加枳实泻土郁。也可加用柴胡、白芍以清疏甲木。

枳实收于长夏，入太阴，味苦酸辛，性寒。主降，泻痞满，消陈宿。

竹茹甘、微寒，入肺胃经，降逆止呕，清热除烦，清金敛肺，善扫瘀浊。

凡病人，五味皆欲食，食又不能多者，五脏皆虚，脾

气不运也。盖一味属一脏，一脏虚，则思一脏之味。脾气虚，则思甘。食又不能多者，脾气虚不能运也。

任注：一脏对应一味，辛、苦、甘、酸、咸对应肺、心、脾、肝、肾。“一脏虚，则思一脏之味”，在实际生活中，一般是这样的。生活中，对于饮食味道的偏嗜，情况稍有复杂，例如肝苦急，急食甘以缓之，以辛补之，酸泻之。肝气郁的人，想吃辛辣的，帮助开一开。肝气虚的人，也想吃一点辣的，帮助提一提。湖北、湖南、四川、重庆人多食辣，这其中就有各种各样的病人。江苏、浙江、上海、福建一带以甜食为多，这中间也有各种各样的病人。所以仅据口味，虽可引导，却较难判断。需其突出者，还要借助其它资料一同分析。

食又不能多者，是胃可受纳而脾不能消磨，是脾虚不运。

六味地黄丸，肾虚火动药也。牡丹皮凉心火，山茱萸敛肝火，泽泻利肾经之火从前阴而出。若火不甚炽者，只用山药、茯苓、熟地，单滋肾水而补脾阴也。

任注：六味地黄丸用于右路金水不能收藏，缘于乙木盗泄甚著，致使右路阳不能杀，阴不能藏而水寒土湿不显。故以生地、丹皮凉血滋木清风，以缓肝急；山药、山茱萸封藏脾、肾之精，以阻止肝木盗泄。水寒土湿虽不显著，但仍需用茯苓、泽泻燥土、利水、去湿。若壬水有热，热可随湿利去。

附子面煨，则走而不守，其势上行，可以壮阳于表；童便制，则守而不走，其势下行，可以回阳于里。其雄猛之气，用之得当，自成大将之才，若用寒药多方监制，是制缚之也。用之而又畏之，安能尽其才。

任注："用之而又畏之，安能尽其才"，真是振聋发聩。一人当一国之安危，必专其权而用之；一药当一病之安危，必全其力以用之。

附子的合理制法是将生鲜附子洗净、煨熟、切片、焙干。

现在的多种制法，亦有弊端：

一是用水漂，漂去乌头碱。附子本是火物，为什么要在水中泡那么长的时间，而且损失的乌头碱也是一种浪费。

一是用盐渍。咸能开破，若肾本已虚，开破会使之更虚。过去因为条件落后，鲜附子极易腐烂，不得已用盐渍，以便于储存运输。盐附子在切片前后会长久泡在水中，使之去盐。但总会有盐留在剂中，使得饮片在熬出汤剂以后，就是一碗高盐咸汤，十分不宜。

一是黑附子，用黑豆汤渍。这个制法没有必要，说是色黑入肾，实际只是一个概念。

一是童便制。后人看到白通汤症中，下寒而阳气不降，出现浮阳拂郁在面，就用白通汤加猪胆汁、人尿苦咸收降，于是受到启发。人尿味道不好，不便储存，很不卫生，主

要是这样做了没有作用。确实要用，在煎好的药液之中加入新鲜童子尿为引即可。

益智，气味辛温，脾、肺、胃三经药也，若专用温肾，须用山药补助脾气，然后不得上行，而成补肾之功。

任注：益智辛温，入脾胃经，和中调气，温寒燥湿，运行郁结，消食，使戊己旋转。须伍泻水补火，培土养中之味，单行难奏其功。戊己旋转之后，进而可温下收敛。需益智敛收之时，可加用山药敛肺脾之精。

木香破上焦之气而能下达，砂仁醒脾气而能上升。肺气凝滞用白蔻仁温之、开之，然后肺气下行，阳气得以上达。

任注：木香，辛、微温，入脾胃经，止呕吐泻利，能消胀止痛。辛、燥，破滞攻坚是其所长，能平积聚癥瘕。性燥不宜肝，因肝病风气现，肝病风生必燥。

砂仁，辛、香，入脾胃经，和中调滞气，行郁消胀满。降胃纳食，升脾化谷，呕吐与泻利皆调。除咽喉口齿之热，止咳消痰，善治噎膈，除酸腐秽浊。

白蔻，辛、香，入肺胃经，降肺胃之冲逆，善止呕吐。开胸膈之郁满，能下饮食。秉秋金之气，清芬，清降肺胃，辛凉清肃，使肺腑郁烦，应时开爽。去膈上郁浊，疗恶心呕哕。

一人病，左胁痛，后传至右，当不起。肝有七叶，左三右四。其治在左，其脏在右，痛传于右，邪入脏矣。后果死。

任注：肝气经两胁上行，而肝脏的位置是在右胁位。左胁痛，左主升，是肝气疏升不利。疼痛后传至右，是先经气不舒，而后又至脏气不舒，由经入脏，病转剧。

久病形瘦，若长肌肉，须从内眦眼下胞长起。盖此处属阳明胃，胃主肌肉故也。

任注：脾主肌肉，而阳明胃主束骨、利关节，实际是脾胃共主肌肉。因胃主受纳，脾主消磨，共为化源。眼下胞是肉轮，属脾。目内眦眼下胞之间是属山根、年寿，属肝，主生长。只有乙木生达，才能阳生阴长。

发脱落，东垣用黄芪建中汤者，是阳气不至于巅。黄芪建中汤，阳生阴长也。

任注：头发脱落之用黄芪建中汤者，是乙木生发不足、中虚或营卫有浮热。故以桂枝汤疏木、泄热、生达，黄芪益营卫，甘草补中气，大枣补脾精。发为血之余，取其阳生阴长。

缪刺者，三棱针刺其络，以出血。巨刺者，刺其经，

以通气也。

任注：缪刺出血，以破其有余之气；巨刺行经，以通行经中之滞气。

《本草》云："白术、条芩，安胎之圣药也。"盖胎以血为养，血热则妄行，凉则凝聚，黄芩苦寒凉血故也；用白术者，使其补脾以统血也。且胎系于肾，白术补脾，土能生金，金能生水，有子母相生之道；复用芍药之酸以敛之，甘草以和之，数味皆安胎之要药也。然其性皆壅滞。盖气行则生血，气滞则成火，故用砂仁使诸药流通而不滞，且以醒脾也；又用紫苏开豁肺气，使气下行生血，而不留滞于胸膈。若觉胎气下坠，用川芎以行之；下焦火热，用熟地以凉之；腰痛用杜仲；倦怠用人参。胎前调理大率如此。

任注：胎妊在腹，使肺胃之气下降受阻，肺胃不降，出现呕哕。故以砂仁和中调气，以白蔻清芬，去胸中郁浊。以杏仁泻肺气，陈皮理降肺胃之气。苏叶在感冒时泄卫闭、降肺气。甲木不降，相火逆升，出现口干口苦，恶心呕吐，头目晕眩，以黄芩、白芍清甲木。胎动不安，见红，是乙木郁遏，以丹皮清乙木，川芎疏升乙木之气，生白芍泻乙木。君火不降、心烦，以黄连或玄参清之。胃不降则脾易湿，以茯苓、甘草燥土补中气。中气虚弱，可用党参、白术补之。脾湿不升，可伍以苍术、干姜。湿气水肿，可用五苓散燥土疏木，发表利水。冲任不固，腰痛，以杜仲、续断、桑寄生补之。

肾不纳气者，肾虚而气不归也，亦有气上逆而不归者。补中益气汤加黄柏亦肾纳气之法，欲上下相停而无偏胜也。

任注：吸入肝与肾，金能收而水不能藏，不动时呼吸犹匀，而动时吸不能归根则发喘，即所谓肾不纳气，此是肾虚而气不归。寒疝、奔豚之木气逆冲，胃虚不降之呕逆哕噫，皆会出现气上逆而不降。肾不纳气与气逆不降皆有中虚或中土不枢之主因，要补益中气、降气、纳气归肾。黄柏清己土湿热，除乙木郁蒸，若肾不纳气与气逆不降是因脾经湿热，可以黄柏清脾，使肺胃之气得降。

仲景云：“阳脉涩，阴脉弦，法当腹中急痛。”尺为阴，寸为阳。阴脉弦者，水挟木势而侮土也；阳脉涩者，阴寒格阳，气分有伏火也；火郁于上，水盛于下，腹中急痛。建中汤，芍药和中，肉桂退寒水而除阳脉之涩。

任注：甲乙同气，甲木不降则寸脉涩，乙木不升则尺脉弦。甲逆克戊土，痛见于胸膈。乙陷克己土，痛见于腹胁。木气枯燥，故痛势急迫。肝胆合邪，克贼中气，宜先用小建中汤。胶饴、草、枣补脾精、缓急迫，姜、桂、芍药达木郁而清风火。

腹中寒痛，建中汤；热痛，黄芩芍药汤。

任注：小建中已如上述，大建中蜀椒、干姜、人参温暖，缓腹中寒痛急迫。黄芩、芍药清甲木相火所致疼痛。

舌根强硬，舌为心之苗，心火盛故也。

任注：舌根强硬，有心火与脾陷。脾陷肝郁，木不能上行化为心火，致舌根硬、舌不能语。心火不降而盛于上，或浊气上攻，致使神明不清，也会使舌根硬而不能言。中毒，神明被损，亦致舌根硬而不能言。

清阳下陷，阴火上升，则为气逆。浊气凝滞，则为痰厥。所谓脾气下溜，乘于肾肝，而成痰厥，气逆之渐也。

任注：肝脾郁陷，致清阳下陷。甲木相火逆升，致肺胃不降，浊气凝滞，发为痰厥。

两尺无脉，是浊阴在上，痰凝气闭，肺不下降，金不能生水，而成痰厥。《经》云："上部有脉，下部无脉，其人当吐。"盖浊痰涌出，上焦空虚，肺气下降于肾，少阳上升于巅，吐中便有生发之意。

任注：两尺无脉，右三部上部有脉，下部无脉，是浊气不降，浊阴僭上而不下。肺气不降致使津凝痰生，痰阻息道，致使气闭。气逆其人当吐，浊痰涌出使息道畅通，于是上焦空虚，肺气得降。

远志、茯神开胸膈，而使火下降。

任注：远志辛散开通，治心窍昏塞，除胸膈痹痛，益肾敛精。上散下行，敛于肾。茯神利水燥土，泻饮消痰，因此而安悸动、豁郁满。痰饮降，气下行则火下降。

脾气上行，则为阳气；下行，则为邪气。

任注：肝脾左旋，发为清阳。肝脾郁陷，会出现腹满、泻利、下血。脾陷则胃逆，肺胃之气上逆，发为喘满、呕哕、吐衄。

小腹痛，肾肝之部虚寒，阴胜也。大腹痛，脾胃之部食气，停痰也。脐右为肺，左为肝，上为心，下为肾，中为脾。诸作痛者，皆中气不足，阳气不通所致。

任注：小腹是水木地界，水寒木郁，所以痛也。大腹属脾，左为升路，右为降路，脐上部邻胃之下脘疼痛，多胆胃不降作痛。脐下部邻小腹属寒水风木之界，发生疼痛多为风木寒水之郁。脐左疼痛是乙木不升而郁于下，脐右疼痛是水寒土湿，降路不畅而风木不已。

补中益气汤若欲下达，去升麻、柴胡，加杜仲、牛膝。

任注：补中益气汤用于肝脾不足，中气虚而相火不收。

用五福补中养肝益营卫，以升麻升散手阳明之郁，柴胡疏降胆木，使肺胃得降。去升、柴，加杜仲、牛膝可以达下，但不一定能愈病，因为牛膝引血下行，会加剧肝脾郁陷。肝脾郁陷得不到升达，则病不会消除。

凡两尺、寸脉大，此气不下达。用补中益气汤二三帖，清气既升，浊气自降。

任注：凡两尺、寸脉大，左尺大是肝脾郁陷于下；右尺大是肾气不收，水不能藏；左寸大是君火发露于上，或肝脾郁陷，相火逆升；右寸大是肺气不收，或肺胃之气不降，君相在上，或浊气攻于上。以上情况应分别处置，仅补中益气覆盖不了。

三因七气汤，用紫苏下达，半夏去痰，茯苓去湿热，厚朴宽胸膈，凡三因七气之类，皆可服也。

任注：半夏、茯苓、生姜，为小半夏加茯苓汤，功用是燥湿化痰。再加厚朴理降肺胃之气，苏叶宣肺卫、敛肃肺气。凡三因七气之类，皆可服之。

茯苓补心汤，独以茯苓为名者，盖脾郁湿热，子令母实，心火盛而血枯，心无所养。茯苓利去湿热，则心火退而神安矣，此所以名补心也。

任注：茯苓利水燥土，土燥则君相之火下行而神清。

先疟疾，后变中满者，是药伤中气，邪从半表而入里也。调理得法，腹胀消。寒热复作者，中气既旺，邪无所容，复从里而散于表也。

任注：先得疟疾，以药治之，而后现中满，是治疗之时中气未与顾及或寒伤中阳。中满是己土湿乙木郁，郁而不疏则满，（太阴病提纲：腹满而吐，食不下，时腹自痛，自利益甚，若下之则心下结硬）。以理中汤治太阴，调理得法，使腹胀消。而寒热复作者，是太阴已消而少阳又作，邪离太阴，从里散于半表，继续治疗似疟之症。

用药之妙，须从虚处着力，一落在实处，再难长进。头痛医头，此医家之大忌。

任注：用药须通观，之所以出现这么多症状，其根本原因是什么？要先其所因，伏其所主，即从虚处着力。不能仅仅是直接对着症状用药，头痛去医头，脚痛去医脚，即所谓落在实处，这样是治不好病的。

一病，两尺脉沉微，脾胃脉弱，肺部按之中沉涩不利，此火不能生土，寒在下焦，痰在上焦，必转咳嗽，然后阳气升发，方为好兆。

任注：脾胃脉弱是中阳不足，两尺沉微是肾气虚寒，寒在中下，肺不能降，使津化为痰，所以肺部脉按之中沉涩而不利。肺气不降，易生咳嗽，治宜暖水燥土，温降肺胃，则右路得降，左路得升。

嗽痰气喘，皆中气不足，虚火上攻故也。

任注：中土不足，火浮水沉，肺胃不降，津化为痰，气逆喘咳，君相之火不降，即所谓虚火上攻。

参苓白术散中，药味皆滞而不活动，得木香、砂仁则诸药活动而不滞。

任注：参苓白术散，四君加山药、扁豆、薏仁、莲子、砂仁、桔梗，本方燥土、利水、补中气，敛脾肺之精，止疏泻。木香、砂仁，功用见上。

诸药皆助一气流行，以偏纠偏，未有不助者，就看是怎么个助法。例如白术，因为中虚不枢，而致泻利口干。用上白术以后，中虚得补，枢转得行，泻利口干痊愈。这时的白术，没有了一般认为的壅、滞、闭。所以，临床用药时要根据病机，不是补一下就一定跟着泻一下，这是二元对立思维。

小儿睡不用枕，纯是阳气，胸膈无郁滞故也。古云：神仙枕三寸。若常人年大，清阳日衰，浊阴日盛，苟非高枕，则胸膈浊气不降，卧岂能安哉。

任注：头与身的比例，小儿头大，全身尺寸小，稍枕即会窝脖，加之生机蓬勃，故睡时不用枕。常人年大，清阳日衰，浊阴日盛，睡时高枕会减少下元浊气对头脑清空的冲挤。

崩症多用醋炒荆芥，荆芥升阳，醋能收敛。

任注：崩症是肝脾郁陷，脾湿不升。荆芥风药，风能胜湿，荆芥燥己土湿，疏乙木郁。崩症乙木疏泻甚急，肝苦急，应以酸泻之，醋味酸，能泻、能敛、能破瘀血，故以醋炒。

凡孕妇痢疾，里急后重，只宜苏梗、杏仁、枳壳，不宜槟榔。或中气不和，少加木香。

任注：槟榔破滞，恐伤胎元，所以不宜。孕妇痢疾“只宜苏梗、杏仁、枳壳”，是强调了肺与大肠相表里的关系。实际上，除了理肺与大肠之气，还应该疏木清风，不然里急不会消除。后重可加升麻，还需利湿加茯苓、泽泻。湿寒可加干姜，湿热可加黄芩。“或中气不和，稍加木香”，加木香不如加砂仁、陈皮。

凡内伤病症多端，难以尽述者，五脏皆病也。五脏皆

病，脾虚致然也。盖五脏皆禀气于脾，脾虚不能灌溉四旁，故各脏之病俱见。如民以食为天，五谷一荒，万民俱病，故救荒之策，发粟为先。而五脏俱病者，救脾为要。

任注：此条阐明，土是如此的重要。“救荒之策，发粟为先；五脏俱病，救脾为要”。

《素问》：“治热以寒，温而行之。”

任注：《素问》与之对应有：“治寒以热，凉而行之。”以寒剂治热与以热剂治寒，是以药之偏以疗病之偏，为正治。但临证有时会产生格拒，所以治热以寒时，将性寒的药加热了服；或治寒以热时将热药放凉了服。使入口下胃之时，降低药性反差，递进阶梯而行，会比较顺当。

丹溪治色白病人，恶寒用八珍，去芎加炒柏，治之愈剧，知其病热深，而无反佐之过也。仍取前药，熟炒与之而愈。此治热以寒，借火之力温而行之也。

任注：是说热深会有厥深，因此面肤色白。外为寒束，所以现恶寒。医见恶寒，面肤色白，不问所以，即用八珍温养气血。在治之愈剧之后，方知其病热深。若为气血俱虚，内有热深，而必用八珍补益以缓解，知是因未用反佐之过也。以熟炒黄柏带领参、术、草、苓、归、芍、地，再以寒药（黄柏）作引，温（炒）而行之，使之不格拒。

实际上所谓的病热深，表现为面肤色白与恶寒，只要分经观察，分经用药，可不必如此。

东垣治热以寒，温而行之有三。皆因大热在身，只用黄芪、人参、甘草三味者，皆甘温之品，虽表里皆热，燥发于内，扪之肌热，于外能和之，汗自出而解矣。此温能除大热至理一也。热极生风，乃左迁入地，补母以虚其子，使天道右迁顺行，诸病得天令行而必愈，二也。况大热在上，其大寒必伏于内，温能退寒以助地气，地气者在人乃胃气，使其生气旺，三也。

任注：对于表里皆热，只用参、芪、术三味，服之使汗自出而解，不是治热以寒，因三味皆甘温。此例中气虚弱，肝脾生达不足，相火逆升，肺胃之气不降，因而表里皆热。热饮补中气、益营卫之品，使胃阳鼓舞，中气旺盛，卫开营泄而为汗，进而热随汗解。此一也。乙木郁遏，营郁生热，郁遏风动，治以降阳明、潜敛金水，使阳杀阴藏，天道右迁顺行。此二也。寒水侮土，浮阳上越，因而大热在上，大寒内伏。阳虚之热每成高热，以温补中气加附子暖水，则浮阳可收，大热可退。此三也。

《素问》："治寒以热，凉而行之。"

仲景治少阴病，"下利，脉微者，与白通汤；利不止，厥逆无脉，干呕烦者，白通加猪胆汁汤主之。"此治寒以热，借猪胆之凉而行之也。

任注:少阴病，水寒土湿，四肢厥逆，脉微细，乙郁陷泻而下利，治以白通汤暖水燥土，回阳止利。乙木陷而不升，致使胃胆不降，胃气不降，所以干呕。原来之脉微细，因下利伤阳而变为厥逆无脉。君火不降则心烦，阳不得下而拂郁于面。因而在用附子、干姜温暖水土的同时，以葱白通阳，加猪胆汁苦寒清君相之火、降胃气。

东垣治寒以热，凉而行之。北方之人，为大寒所伤，其足肿，肿乃寒胜，寒盛则浮，理之常也。若火炙汤浴必脱毛见骨。须先以新汲水浴之，则移时完复矣。更有大寒冻其面或耳，若见火汤必脱皮成疮。须先以凉处浴之少时以温手熨烙，必能完复。此凉而行之，除其大寒，一也；大寒之气，必令母实，乃地道左迁，入肺逆行于天，以凉药投之，使天道右迁而顺天令，诸病得天令行而必愈，二也；况大寒在外，其大热伏于地下者，乃三焦胞络、天真之气所居之根蒂也，热伏于中，元气必伤，在人之身乃胃也，以凉药和之，则元气充盛而不伤，三也。

任注：治寒以热，凉而行之。以凉与寒之间温差较小，药下肚后逐步升温。就如下楼，不要从六楼直接跳下到一楼，而是阶梯而行，这样安顺。

对于大寒之气，必须大力温补中土，暖水回阳，这样才能使乙木生发，顺地道左迁。寒水侮土，浊阴上干，肺气逆而不降。或外感暴寒，肺合皮毛而不开，治需暖水燥土，宣肃肺气，使天道右迁。

大寒在外，大热伏于内，以凉药清金发表，散热于外，驱其外寒。同时凉乙清甲，清降金水，使内热消弭于下。

常见古方，用水一盏，煎四五分，素以为可笑。今思之，甚有理，此乃治脉虚、形虚、病虚之剂法也。譬如小草树，欲用粪土培植其根，须少用则枝叶茂而渐长，多则枝叶萎黄，过于壮也。古人有用人参一两，用药几觔，作一大剂，亦是一法。譬如一人，素无疾病，偶有色欲，又兼大劳，适初患病，又遇克伐药一两帖，便神脱气衰，疲困委顿。庸工不知，以为难疗。殊不知，血脉未伤，郛廓未败，乃暴伤元气，宜用剂顿，使元气充周于身而病愈。岂与久受克伐，形气血脉消息者比。设此二喻，以俟知者。

任注：久受克伐，脉虚、形虚、病虚，其消化运用之力弱，多予之根本就用不完，反而会形成冲击。须小剂量适时与之，慢慢培补。而对于血脉未伤，暴伤元气者，只需剂顿，即可使元气充周于身而病愈，故作大剂一次即可。

东垣言补肾不若补脾，论水乃生木而言。俗见江河塘海场，未见生木。木赖土生，土先克水中少阳木也，滋生元气，则木有生生之意。

任注：土为中气，中气旺则四象俱健。肾虚不是直接补，是金收水藏，如湖如海，汇为肾水。是君相之火降潜，入于癸水聚为寒水中一点真阳。木生于水而长于土，水温

土燥是阳生阴长的基础。

《内经》曰：“形不足者，温之以气；精不足者，补之以味。”夫形者，气之所充，形不足者是气不足也，故曰形不足者，温之以气也；精者，血之所化，血者，味之所养，精不足者，血不足也，味以养血，血以化精，故曰精不足者，补之以味也。

任注：气不足，因而表现不足，表现不足即形不足，所以形不足须温之以气。精不足者，须化生精，由何而化，饮食入胃，胃纳脾磨，食味化气，气凝为精。故精不足者，补之以味。

慎斋三书·卷之二
内伤杂语

明·周慎斋　著
清·陈嘉璴 注解
民国·方伯屏 鉴订

补中益气汤，所谓中者即中气，当脐中之空处也。脾气在中气之内，与中气相为依倚，非即中气也。中气以空为贵，其所以能空者，以脾气能转运，阳气上升，而后中能空也。若脾气下陷，填实中处，空处已窒，病由此生。脾之所以能升者，必饥饱寒热无伤于胃，胃气生发，使脾有所禀；又必思虑劳役无伤于脾，而后脾能散精，上输于心，心输于肺，肺输于皮毛，轻清者入经络而为荣，彪悍者入皮肤而为卫。脾既上升，其雾露之气熏蒸于肺，下行而成津液。肺复行降下之令，入心、入脾、入肝为血，入肾为精，自入为液。其浊者入于脐之幽门，入于小肠会于阑门，糟粕出于广肠，津液泄于膀胱，此正所谓清升浊降，生生不息。倘或饮食伤胃，脾无所禀；劳役伤脾，不能转运，脾胃之气下流，乘肾则土克水，水枯不能制火，命门之火旺矣。命门与心包络一脉相通，故心火亦旺，胸膈间

无非阴火之炽。火乘土位，则土燥金无所养，火又从而克之，以故气高而喘，阴浊之气填实于肺，肺气为之不利也。身盛而烦者，火盛血干，神无以养，故燥而乱也。是肺之气已绝于上，以故或似伤风，或似伤寒，皆阳气不足故也。若认为外感，下之则阳气愈陷，肺气愈亏，轻者变重，重者即死，可胜悼哉。

任注：中医生理最准确、最简洁的总结，就是《道德经》的一句话："载营魄抱一。"若要具体一些，可见《素问》有关叙述。更详细、更系统的论述还可参阅黄坤载的《四圣心源》。

惟东垣先生揭内外伤辨曰：外伤者是为有余，有余者宜泻；内伤者是为不足，不足者宜补。治用补中益气汤，药用参、芪、甘草之甘温，足以温中补元气；白术苦甘，甘能补脾，苦能泻火；用当归者，因阳明化燥火，津液不停胃中以致血枯，当归以养血润燥，五者皆所以补中也。中气既补，而陈皮开胃中之滞；使升麻得以升阳明之阳，从右而上；柴胡升少阳之阳，从左而上，且引黄芪达表；人参补脾；甘草泻心。清气既升，浊气自降，此补中益气汤之所由设也。

任注：外伤者不一定有余，内伤者不一定不足。外感按六气、六经病脉症辨治，内伤按四象枢土、一气流行辨治。

补中益气汤：

（1）温中燥土，没有干姜与茯苓。

（2）疏木，没有桂枝、川芎一类。

（3）调补营卫，黄芪后面没有桂枝、白芍相随。

（4）调营，没有疏泻、清热、活血、酸敛、破结、通络一类。就五福加陈皮来说，仅是补虚。

（5）升麻升散阳明，而手阳明当升为顺、足阳明当降为逆，若手阳明经没有阳气郁塞则无须升散。

（6）柴胡疏解少阳，左疏右降，推陈致新，但若没有少阳经气不舒，则不需柴胡。

补中益气是土木双补，木生于水而长于土。

（1）若肾水寒，则水寒不能生木。

（2）若肾水不足，水涸则木不能生。

（3）若土湿难以枢转，亦会乙郁不升。

凡左脉沉细而涩，右脉浮大而数，左为气中之血虚，阳气下陷，阳不能生阴，故血枯而脉细涩也；右脉浮大为虚，盖饮食伤胃，劳役伤脾，脾无转运，胃不生发，是为土虚，土不能生金，肺气亦虚，故脉见浮大。

凡得劳心嗜欲，七情饮食，纵酒饿饱过度，初虽不觉，久则成患。以致身热头痛，恶寒潮热，症类伤寒。庸医不明，妄投麻黄发散等药大发其汗；见热未退又以泻火，凉药燥其真阴，陷其清气，使浊气上升食下腹满；又大下之，中气愈亏，以致汗多亡阳，下多亡阴，伤之又伤。正所谓："实实虚虚，损不足，益有余，如此死者，医杀之耳。"

任注:左脉沉细而涩，是水涸木枯。右脉浮大而数，是劳伤中气，肺胃之气不收，脉浮大为劳。久之，木病风气现，相火逆升则发热，风气上扰则头痛，营卫虚弱则恶寒，阳明不降则潮热。症状一似外感，实因中虚不能枢转，水涸木枯，金水不收。治宜力补中土，荣润肝木，收敛金水。此时若大发其汗，必伤中亡阳，致使阳气浮越，其热不退。又以凉药泻火，致使寒凉再次伤中伤阳。又大下之，下又伤阳，出现清气在下与浊气在上。一逆再逆，此医之过。

伤寒发表，汗透而愈。内伤寒热，间作不齐，发热而微汗、至颈而还，口不知谷味，日日如此，或兼泄泻似疟者，名曰内伤。杂病多端，汗而又热，热而又汗，用补中益气汤加羌活；泄泻而热不退，补中加附子；头痛甚，加蔓荆子、川芎。盖此病里虚不足，反用汗下，不死而何。若治内伤，药非数剂可愈。

任注：太阳表症，卫开营泄而为汗，汗出，症状消解。内伤寒热，病机多端，发热而微汗、至颈而还，是阳浮于上。口不知谷味，是中虚或木克土。兼泄泻是土湿，乙木盗泄于下。似疟，是少阳经气不疏。汗而又热，热而又汗，是营热或阳明经热未解，亦或是浮阳不归。用补中益气汤加羌活，不如去升麻加丹皮、白芍、桂枝。泄泻而热不退，用桂枝人参汤。头痛甚，加川芎、蔓荆子疏达厥阴风木。

外感，但有汗便愈。内伤，一日一次，状如疟疾，用补中一二剂小愈。半月十日但宜保养，有食、色、劳三复，照法加减治之。其症必腹中不和，口不知谷味，或汗出如水，汗尽而热，热尽而汗，症无休息，头空痛之极，大小便不利，又兼内胀，此是干涸之象或腹不和。服补中三服，或五七剂不愈，谨防变痨，虽不死，三五月方可。

任注：外感，仅在太阳，汗出营卫调和便愈。内伤甲木不舒，发如疟状。用补中益气补中养营，疏解甲木，得小愈。后宜保养，若不注意，会有食复、劳复、色复。出现腹中不和，口不知谷味，宜补中，调胆胃与肝脾。汗出如水，易成湿病。汗尽而热，热尽而汗，是营热或阳明经热未解，或者是浮阳不归。头空痛不已，大小便不利，又兼内胀，是清气不升，肝脾郁遏。须分经对症调理。

内伤，寒、热、汗间作，气血两虚。一怕头疼甚，二怕二便闭，三怕绝谷泻痢，谓之三脏结不治。补中服六七帖不愈者，虚损宜用保元加归、芎；发热恶寒甚加肉桂、附子，甘温除大热，理必然也；泻，去当归；烦躁口干、津不到咽，非渴，切忌白虎，宜灯芯、淡竹叶、麦冬；不眠加酸枣仁，或加人参，煎清汤，冷定调益元散；倘病明知阳虚热极而自汗解，汗后又热，汗出如水，阳被汗散，发泄在外而不归本，加浮小麦、牡蛎粉，或棉子仁炒焦，煎汤饮；心神不安加安神丸，夜服又不愈，乃下虚不能奉上，虚阳上攻，必须下达，前方加木瓜，使阳气复内；小便不利加牛膝；大便不利加麻仁，虽危可救。泄泻脉大，

补中汤、保元汤加附子、白术；或脉中细数无力，又无至数，泄泻气促难治，宜缓候，待气血将转，随其症而治之。

任注：气血两虚，寒、热、汗间作，是中气不足，少阳、阳明有热，或阳浮不归。

一怕头痛甚，头痛甚是因下寒，或风木之气陡动，或气与血并走于上，或干呕吐涎，吐利厥逆，烦躁欲死。

二怕二便闭，小便闭是因乙木陷于壬水，致使小水成淋或癃闭。大便秘是因阳衰土湿，谷道涩滞，致使腑气不行，而成大便秘结。关格，上不能纳，下不能出，而成二便闭。

三怕绝谷泻利，绝谷泻利是脾阳衰微，已不能腐熟水谷。水中无阳，肝脾陷泻于下。

脏结是无阳，以上三种情况不完全符合伤寒论中关于脏结的概念。

虚损，中气亏败，用保元加归、芍补中益营卫，养肝血。

发热恶寒甚是因下寒，加肉桂暖营疏木、附子暖水土，则火可归原。桂、附辛温能除大热。甘温除不了大热，甘温只能除小热。

泻是土湿肝陷泻于下，当归质润滑肠，所以去之。

“烦躁口干、津不到咽，非渴，切忌白虎，宜灯芯、淡竹叶、麦冬。”是中虚水津不得上承，肺金不得敛降，君相不收而没有阳明经热，所以不能用白虎。宜灯芯、淡竹叶、麦冬清君相之火，清敛肺金，利水。

加炒枣仁养肝血安眠睡，加人参入五脏，补肝脾之气。煎清汤，冷定调益元散，清利阳明湿热，使阳明可以顺降。

“热极自汗解，汗后又热，汗出如水，阳被汗散，发泄在外而不归本，加浮小麦、牡蛎粉，或棉子仁炒焦，煎汤饮。”汗多伤阳，阳浮不归，可用芪附龙牡术苓甘草山萸汤。

“心神不安加安神丸，夜服又不愈，乃下虚不能奉上，虚阳上攻，必须下达，前方加木瓜，使阳气复内。”心神不安用金鼎汤，加木瓜可以敛肝，还须暖水燥土，收敛浮阳，从根本上着手。

“小便不利加牛膝；大便不利加麻仁，虽危可救。”小便不利，或金郁不开，或木郁不开，须对症治疗。大便不利，或候而不出，或尽又未尽，或阳盛土燥，或阳衰土湿，庚金凉燥，亦须对症治疗。

“泄泻脉大，补中汤、保元汤加附子、白术；或脉中细数无力，又无至数，泄泻气促难治，宜缓候，待气血将转，随其症而治之。”泄泻脉大，是中虚脾陷，上肺气不收，下水寒土湿。治须暖水、燥土、补中、疏木敛金。泄泻脉细数无力，又无至数，是中虚脾陷，肝脾已不足。泄泻气促，是中虚脾陷而肺气逆，气有欲脱之势。

凡中气实则空，空则上通下达；中气虚则实，实则痰凝气滞。

任注：气不郁不盛，盛则通，通则木火升而金水降，

四象枢转则流动中空。中气虚不能枢转，不能枢转则滞，滞则实。

凡补中汤，用生姜发表之表，煨姜发里之表。

凡补中汤，人参补肺，白术补脾，当归入肝，余不过佐使而已。若阳不足者，补之以气，汤内用人参、白术味重者，引入阴分，而气后至者成功。当归辛散，白术走气，不宜多用；阴不足者，补之以味，汤内用当归、白术气厚者，引入阳分，而味后至者成功。

任注：生姜辛温，散水气，走经络。煨之削其辛性，减缓其辛散。

人参补五脏，从已土左旋上奉，淫精于肝，乙木上行化为心火。

白术壅滞闭，适于填充中气之虚；燥土运津，止泄泻、治口干；治水，疗风湿痹。

当归补肝血，荣养乙木。若阳不足，要暖水燥土。

当归、白术用量要看情况，若土湿阳衰，大便结燥，不妨多用。

气味之说，属二元论，应运用六气来解释。

方有用气留味者，有用味留气者，如补中汤用入阳分以补气，黄芪、升麻、柴胡、陈皮俱是气药，多于四味，味先而气后，后至成功是谓用气留味；用于阴分以补血，人参、白术、当归、甘草俱是味厚，多于四味，气先而味后，后至成功是谓留气用味。余诸方，不过仿似而已。

任注：药有四气五味，气与味各有薄厚，因而适应的症也不相同。根据每一味药的性味不同，依据六经，斟酌随症使用，不必刻意地去孤立记忆气味厚薄，否则又会陷入名相与二元论。

气是一气，血也是一气，左路阴上升，是脾肝之气上升，脾气散精，脾为生血之本，淫精于肝，肝藏血，次又浊气归心，阴升而为血分。右路阳下降，是卫气收敛，肺降胃降，金收水藏，肺胃主气，阳降而为气分。气、血、阴、阳皆名相而已，不过一气。

凡用补中益气汤，内伤至要之药也，三四帖后，或中气虚寒，觉腹中痛，理中汤；中气不调，郁郁不疏，或微胀气滞，调中益气汤；心神不安，恍惚汗出，归脾汤，此内伤调理必用之药也。上焦两胁有病，俱是风热郁火，必加疏风散火之药。惟中焦、下焦有病，干姜、肉桂可重用。

任注：补中益气汤是一个普通时方，对应面窄，作用有限，只是由于后世一些人过分炒作，名气才如雷贯耳，临床疗效实在是被过分地夸大了，已经长时间地贻误了后学。

“三四帖后，或中气虚寒，觉腹中痛”，中气虚寒的本质被忽视，三四帖后，出现风木贼土的腹中痛，治宜桂附理中汤，一开始就不该用补中益气汤，省得试药后再转方。

“中气不调，郁郁不疏，或微胀气滞，调中益气汤。”是木不得升、金不得降，枢转中土、调其升降即可。

“心神不安，恍惚汗出”，是土湿木郁，君相之火不降，治以金鼎汤。

上焦两胁有病，多有甲木不疏，不可能“俱是风热郁火”。中焦、下焦有病，多数情况是水寒土湿木郁，可用干姜、附子或肉桂，但也有不适合的，例如相火下陷。

凡用补中益气汤病热已退，柴胡、升麻不必加入。若大便结燥，小便不利，或平常见此症，此清气下陷。补中虽数帖无妨。人参少用，黄芪、当归、白术各一钱，服二三帖，病将退，饮食能进，再用前方加白术。如热甚不去者，甘草少故也。

任注：补中益气汤证病热，是中虚营亏、甲木上逆、肺胃收降不足。可考虑使用五福加陈皮、柴胡，升麻就不要用了。热已退，随证治之，不限于五福陈皮。

热退出现大便结燥，小便不利，是乙木不疏，金水不利，应疏木补中气，同时敛降金水，不必继续使用补中益气汤。对于清气下陷者，治在补益中气、疏木升达。

在使用补中益气汤时，出现热甚不去是中虚，可重用甘草补中气，枢中土以协四象。

如用补中汤，汗少肺气不开，重用黄芪；汗多里气不守，重用人参；热不退，重用甘草；脐以下无汗，加黄柏三分；浑身拘急作胀系风寒，羌活、防风宜加；不拘急但作胀，宜加附子。

大便欲去不去，或着而不出，气虚，了而不了，血虚，俱宜补中。里急后重，初起皆属于热，日久作虚治之，补中汤可用。

任注："汗少肺气不开"是因为肺气虚，肺气虚会使肺气宣降无力，故重用生黄芪补助肺气、益营卫以促金令。

"汗多里气不守"是因津伤而致中虚，用人参益气生津、助肝脾。

"热不退"，营热用桂枝、丹皮、生地；甲逆用柴胡、黄芩、白芍；热不退还因中虚肺胃不降，治以补中益营卫，兼清降敛收肺胃之气，如百合、天冬、麦、味、牡蛎、黄芽。

重用甘草补中土以协四象，使四象复归于中土，亦可协助敛热。但甘草甘缓，重用会阻碍中土枢转，即前人所说甘草会致中满，这要看中虚以及乙木的情况再作决定。

"脐以下无汗"是上阳不能达于下，若脾经湿热，乙木郁蒸，可加黄柏。其余情况，则须暖水燥土。

"浑身拘急作胀系风寒，羌活、防风宜加；不拘急但作胀，宜加附子。"浑身拘急是经脉拘急不利，用桂枝理中加苏叶、附子。作胀是肺气郁而不能收降，加苏叶、杏仁、桔梗开卫闭、泻降肺气。若下寒，加附子暖水。

"大便欲去不去，或着而不出，气虚，了而不了，血虚，俱宜补中。"着而不出，必须等待，要温阳益气，以增

强推动力。了而不了，黏滞不畅，是血虚，加桂枝、当归疏润。以上两种皆要补中益气。

“里急后重，初起皆属于热，日久作虚治之。”痢疾里急若始终是寒，用少阴桃花汤或桂、丹、苓、泽、草，后重加升麻。若中变为热，用连、柏、秦皮、白头翁。日久不愈为虚、为陷，宜补中升提。

凡有内伤症候，身热口渴，用补中益气汤加干葛三四钱；无口干等症，但身热不退，补中加附子；若身热口干不渴，见白虎汤则死，黄芪当归汤则生；或饮冷水而致胁下痛者，用干姜、肉桂，但温而不散，用补中加附子，其痛即止。

任注：不考虑外感，内伤身热是乙郁甲逆、阳明不降，口渴是相火烁津。用温补中气，加葛根疏降阳明郁迫之热，是清热止渴的一个办法，整体上考虑，不如使用柴、芍、麦、味、二陈、黄芽。

“无口干等症，但身热不退”，是因下寒而致阳气不能收降，用附子暖水，迎阳归元。

“身热口干不渴”，是水不乏、无内热，或太阳表症，不可使用白虎清里。用黄芪当归汤养肝血、润乙木、益营卫、收金，是一个内伤清热的办法。

“饮冷水而致胁下痛者，用干姜、肉桂，但温而不散，用补中加附子，其痛即止。”这是饮入的冷水结于胃脘，致使胆胃不降，甲逆克戊，乙木不疏而致胁下疼痛。温寒结用干姜、肉桂。温而不散、以苓桂术甘汤再加附子暖水，开散寒结，则其结痛自散。

凡内伤表里不清，俱宜补中益气汤。病久不愈，俱宜八珍。附子必大热可用。干姜、肉桂必大寒可用。血凝气滞，表上干热，升阳散火汤。调理无过参苓白术散、八珍汤。补中汤加附子合和中散，内伤尽矣。八珍加黄芪、肉桂合二陈汤，脾胃尽矣。

任注：表里的问题，是一个人为制造的二元思辨。肝司营血，肺司卫气，太阳少阴为表里，所以表的问题就是里的延伸，全是在里证的范围。临证时要采用大一统观，将表里的概念模糊起来。不要采用表是表，里是里，表里分述，将表里人为地进行割裂的做法，那样做是主观的、粗浅的，无法使医者进入较高境界。

“凡内伤表里不清，俱宜补中益气汤。”补中益气汤是用于治里证的，却可用于表里不清的里证、表证或里证加表证，这再一次验证了上述说法的正确。

“病久不愈，俱宜八珍。”若是伤寒、温病等外感，就按六经进行分析治疗；是内伤，就按四象枢土与一气流行进行分析治疗，说“俱宜八珍”就简单化了。

“附子必大热可用。干姜、肉桂必大寒可用。”在虚损劳症治疗中，要慎用辛味，姜、桂、附一般不用。若水寒土湿不显，除用少量茯苓、泽泻燥土利水之外，稍加桂、附暖水疏木是可行的。在土湿而水不寒之时，力补中宫用

四、六君可加用少量干姜。仅水寒，可加附子。仅木郁，可用桂枝。

大热之时，是阳浮下寒，需用附子暖水，引火归原。其实只要是水寒，皆可使用附子。有一分浮热，用一份附子；没有浮热，不用附子，不必一定要等到大热之时。中寒之时需用干姜温中，营寒之时需用肉桂暖营疏木。

“补中汤加附子合和中散，内伤尽矣。”内伤，是千变万化，极其浩瀚，绝对不可能一个复方包打天下。但“补中汤加附子合和中散”已道出暖水、燥土、疏木、补中的基本架构，因此而能内伤尽矣，这是一般后代医家所不能及的。

“八珍加黄芪、肉桂合二陈汤，脾胃尽矣。”治脾胃，温中一般要采用干姜，而上方没有。胃病多心下痞，半夏泻心是不可缺的，因此仅此一方，不可能脾胃尽矣。

高士宗说过，吾愿天下医者多用温药，因为温药活人多也。士宗与慎斋治疗虚损内伤，慎用凉药，几乎不用寒味，但又不似景岳一味温补，他们能识升降，知晓并善于敛收。

内伤，中虚表热，或潮热自汗莫离补中正方。表热，加羌活、防风；腹中满，附子；和中，青皮、神曲之类；调理，八珍；气血俱虚，十全大补汤；阴虚火动，脉洪大而不作泄，六味地黄汤加人参；恶寒，八味丸；腹痛，理中丸；倘病颠倒难明，必从脾胃调理。

任注："内伤，中虚表热，或潮热自汗。"中虚，君相不降，木火相对较盛，出现表热自汗，或潮热。源在中虚，或阳明不降，故莫离补中，培土生金与润木。

表热若非外感，若是营郁或君相不降，则不需羌活、防风发表。若是外感，按仲景伤寒理法，是阳浮不归，加附子暖水回阳。

腹中满是土湿木贼，用理中丸加桂、芍。停食不化，可加神曲。

调理与气血俱虚两项，以八珍或十全在气血两个方面予以照顾。

阴虚火动，脉洪大而不作泄，是金气不收，木火发露，用六味地黄汤凉乙木，敛收金水，加人参补五脏。

恶寒，察有无水寒土湿。若有，用桂附理中汤；若是外感，用伤寒理法。腹痛用芍药理中。

"倘病颠倒难明，必从脾胃调理。"若能分经观察，以升降、浮沉、开合、出入进行分析，自可洞明。内伤分析一时难明，从脾胃调理是没有错的。

但内伤症，见大便闭者，补中汤加苏梗、杏仁各一钱；小便不利加牛膝；汗多加白芍减升麻；口干加葛根、五味；无汗加升麻；或久病而热不退者，气短促用保元加桂、附；烦躁加归、芍、麦冬、五味。凡此症愈后，不过调理脾胃为主。脉大，若大便闭结，一热一汗而日日不退者，六味地黄汤加肉桂、麻仁，大饮有效。但见大便闭结，甚则用蜜一杯加硝三钱，汤调，服后调理，莫过参苓白术散。

任注："见大便闭者，补中汤加苏梗、杏仁各一钱。"肺与大肠为表里，开肺气可帮助通大便。但大便秘结，情况复杂，仅一补中汤是不够的，即使虚损劳证也是如此。

小便不利情况很多。牛膝下行，可利小便，但牛膝性下行，不利于肝脾郁陷之证。

汗多，加白芍双清甲乙，不需升麻再予升散。升麻不止是减量，干脆去之。

口干是相火烁津，加葛根凉散阳明经郁热，用五味敛收肺金。

"恶寒加升麻"，升麻升散阳明经郁热，手阳明主升，可用升麻，足阳明主降，用之为逆。恶寒要看是外感，还是内伤，随证治之。恶寒者，可补中气加发散风寒，补中汤加升麻是一种选择。

"久病而热不退"，是中虚营热，金水敛收不足。补中为先，接服六味丸。

"气短促"，治以补中、敛降肺胃之气。是否加桂、附，要看是否有水寒以及木郁。

"烦躁"，君火不降，可加黄连、竹叶，营亏加归、芍，金水不敛加麦味。

"脉大"，"大便闭结"，是气虚金不能收降，由于金不能降，君相之火亦随之不降，出现一热一汗而日日不退。用六味地黄丸清乙木、敛收金水，以麻仁润肠，肉桂暖营疏木。

"但见大便闭结"，是肠燥，用蜂蜜水润肠，加芒硝破阳明腑滞。欲标本兼治，可用肉苁蓉、当归、白术、半夏、附子、芒硝。

服后调理则要根据情况具体处理，用参苓白术散是一个选择。

内伤，用补中益气汤三五帖，而汗不至足者，难治；或五帖后遍身疼痛者亦难治（慎柔云：或十五六帖，或二十帖方得汗）。

任注：汗不至足者，是阳气未发至足，是中虚不能充分鼓舞，或有营虚或下寒。五帖后遍身疼痛，是中虚营亏，气行血行，而营分未和之故，可用桂枝理中加当归、附子。

内伤，久而不愈，潮热、微汗、咳嗽、不思饮食，用补中益气汤加干姜、五味，其病自愈，不必理痰治嗽。正气足，病自除，何痰之有？

任注：劳伤中气，肺胃不降，君相不收，致使潮热、微汗、咳嗽、不思饮食，久治不愈。用补益中气，加干姜温中、五味子敛降金水，使热收、咳止、中旺、食增。实际是五味、陈皮、归、芪、柴胡理中之意，升麻是蛇足。

凡见潮热是气血两虚，补中益气汤内黄芪一钱、白术一钱、人参五分，渴加参一钱；如热难退，甘草生熟重用之；初发时炙草重用，当归宜少用，发散风热药一味不可用；调理，八珍汤，十全大补汤，或汤或丸、散服之。

任注：潮热的根本原因是阳明不降，不是气血两虚，气血两虚的说法也比较模糊。潮热，发热如潮之有信，是因为脾主信，阳明与太阴为表里，阳明不降，故于阳明当令之时，而发潮热。

渴加人参益气生津；热难退，重用甘草，补中土以协四象；炙甘草，甘守大于辛散，故初发时重用；当归虽可养营，但辛温雄烈，故初发时宜少；初发时热宜清敛，故不用发散风热药。若能引入甲乙木以及敛降概念，以上理解就容易得多了。

调理，主要从气血入手，故提出八珍与十全方案，其实凡症有涉及，皆当顾护。

凡病，潮热、自汗、泄泻咸具，三五帖不愈，脉缓无害；紧细数者，不治。

任注：潮热、自汗是肺胃之逆，君相之火不降。泄泻是肝脾郁陷，乙木不升，此天地否。若脉缓是中气尚可支持，不致离脱。若紧细数，是中气败，有分崩之虞，故难治。

凡服补中益气汤，下身痿软及虚弱者不可用（以其升提也）。

凡内伤复感寒，不可骤用补气汤。先以八珍去熟地，或用人参、白术，加羌活、防风，见症加减，候病少愈，以益气汤调理。

任注：下身痿软及虚弱者，是中虚、肝肾不足，当补土荣木、敛收金水，以充益肾肝之精。补中益气汤之中有升麻升散，柴胡疏降，不利于肝肾之精的充益，所以不要使用。

内伤复感寒，补中气、暖水疏木、开太阳，使卫开营泄而为汗，则外感解。骤用补气汤而不理外感，是不知病机。推荐使用八珍去熟地或用参、术、羌、防方案，不如推荐使用仲景伤寒诸方。

诸病，或一七、二七，无汗身热往来，或自汗不思饮食，系正气不足，宜补中益气汤和之；已汗而热不退者亦宜；无汗加羌活、防风三五帖，汗出而愈；胸中满闷加苏梗、杏仁，若大便闭，八九日一解，更加之，大效；饮食难进，噤口，郁火，宜发之，归芎汤加苏梗、杏仁；痢亦宜之。

任注：七日来复，若一七、二七不解，无汗身热往来，是中虚营弱不能鼓舞汗出。自汗不思饮食，是中虚肺胃之气不收，宜补中气敛降。已汗而热不退，是营分不疏，治宜疏营清热，降肺胃之气。无汗只加风药，因中虚抬不起来，汗仍不会出来。胸中满闷，要理降肺胃之气。大便因而闭结，加开泻肺气之味有益，但若中虚，仅开泻也无益。饮食难进，噤口，清疏甲乙、理降肺胃之气。痢，是乙木郁于庚金，疏木降金，开泻大肠郁滞。

不拘诸病，但见潮热便是补中，正气复，诸病皆退，汗至而愈。

任注：潮热，有伤寒阳明腑燥热，有湿温脾经湿热，有虚损中虚阳明不降，随证治之。

久病潮热不退，初病可用补中益气汤；三月后补中不可用，用熟地则肾气纳而潮热退。纳气之法，有用和法而令气纳者，甘草一钱五分和之，陈皮一钱五分克利之，益智仁一钱温肾，此和而纳之；有用温而令气纳者，八味地黄丸是也；肝之脾胃虚，气不归肾，八味地黄丸去附子是也，此温而纳之；有用凉而令气纳者，黄连五钱，生姜一两同捣烂，研末服之；肺之脾胃虚，气不归肾，用生地一两、生姜七钱，同捣烂服之。如补中益气汤、保元汤、归脾汤，用木香加入同煎，令其香味浸入，则能助参、芪成功，是谓辅正去邪。四君子汤、十全大补汤，用木香但磨而不入药煎，令其气不散，则能行参、芪之滞，是谓去邪从正。

任注：虚损潮热是中虚营热，君相逆上，阳明不降。或兼水寒土湿，或兼脾经湿热，致使每日申酉戌时出现明显发热，如潮之有信，是谓潮热。治宜补中气、清营热或清脾、清降肺胃、敛收金水。

“初病可用补中益气汤”，最好不用，因为主要是降阳明，不降阳明，潮热是下不去的。

“三月后补中不可用，用熟地则肾气纳而潮热退。”三月后热烁阴伤，应敛降收纳，不能再行升散，故补中不可用，用熟地滋肝，缓其疏泻，在补中气之时，可用熟地收敛虚热。

“和而纳之”，陈皮理降肺胃之气，甘草和中土，益智和中调气，并敛归于下。

“温而纳之”，六味地黄加肉桂，以六味敛收金水，肉桂温疏木气。

“凉而纳之”，以黄连清心胃之火，苦降而收，生姜降逆气。

肺之脾胃虚，用生地凉血滋木清风，亦伍生姜降逆气。

“补中益气汤、保元汤、归脾汤，用木香加入同煎，令其香味浸入，则能助参、芪成功，是谓扶正祛邪。四君子汤、十全大补汤，用木香但磨而不入药煎，令其气不散，则能行参、芪之滞，是谓去邪从正。”木香行滞，能破癥瘕积聚。但磨不煎，气有保留；入煎剂，气散有失。二者还有用量多少的问题，其余区别不大，仅此而已。

用补中益气，小便不利加牛膝。用六味地黄丸，小便不利加车前子。

任注：补中益气，治中虚，肝脾不足，营亏，金水不收，故小便不利加牛膝活血利水。但牛膝破血下行，不利于肝脾郁陷者。

君相之火不收，用六味地黄丸清乙木之热，敛收金水。

水枯火烁，小便不利，故加车前子清热利水，但车前子苦寒，会伤阳、损中气。

四君子汤用木香，以滞气在胸中故也。四物汤用沉香，以动气在脐下故也。气虚不用木香加黄芪；血虚不用沉香加肉桂。

任注：木香破滞气，攻坚消积是其所长，若无滞塞，中虚用四君子不加木香。滞气在胸中加枳壳、薤白、白蔻、厚朴与生姜皆可，不必牛刀杀鸡。动气在脐下，需用桂枝加桂，不温疏木气是不行的。气虚不一定加黄芪，黄芪清虚和畅，专走经络而益卫气。血虚不一定加肉桂，加肉桂是用于暖营疏木。

凡用参苓白术散遇肿胀，全方内甘草只用三钱。

任注：遇肿胀，要分清是风水、皮水、正水、石水或单腹胀，是气鼓还是水胀，仅用参苓白术散燥土利湿是远远不够的。遇到脾虚湿盛，形成肿胀，可以使用参苓白术散，其甘草用量一般不大，决定于四君子汤中的配比。

凡表虚多用黄芪，里虚多用人参。上焦血虚多用当归，肉桂亦多用，白术少用；中焦白术多用，血燥与当归并用；下焦熟地三分、肉桂二分，涌泉火起加黄柏一分。

任注：要仔细辨病脉症，不可程式化。

表虚若因水寒土湿或肝脾不足，就不一定要多用黄芪。

里虚若因脾肾寒湿，有时仅用术、姜、苓、草，而不用参。

上焦血虚若有火，当归可以换成制首乌。上焦血虚，疏木可换成桂枝，也可以换成川芎，若非暖营，就不用肉桂。

中焦若需流通，可不用白术。中焦需燥土益气，可用黄芽。若遇中虚泄泻口干，或水寒水肿，或风寒湿痹，一定要使用白术，以白术补中虚，崇土以治水。血燥，血本于脾，需用白术补益中气，与养血的当归并用。

下焦情况甚多，在虚损而又无其他症状的情况下，可以肉桂暖营疏木，熟地滋润缓肝。涌泉火起是相火沉现于下，可稍加黄柏以清之。

用补中益气汤，必用归脾汤引血归经。用归脾汤，必用参苓白术散使气下达。用十全大补汤，必用虎潜丸纳气归肾。

任注：考虑有引血归经的问题，为什么还要原方不变用补中益气汤？用归脾汤，因而引起须用参苓白术散使气下达的问题，那么为什么还要原方不变地使用归脾汤？既然有纳气归肾的问题，为什么还要原样使用十全大补，而不知变一变？这是在灌输方证对应、按图索骥的低级思辨。

服温补药调理，莫过参苓白术散。服大热药调理，莫过八珍汤。

任注：这是对于部分虚损证而言。在需温补之时，在需服热药调理之时，因身体亏损不能用辛热或不能久用辛热，为弥损补缺，只可甘温缓补徐行，因此推荐中虚用参苓白术散，气血亏虚用八珍汤。

如脉俱浮大，浑身作胀者，十全大补汤加羌活、防风；倘自汗作胀，表虚极也，补中益气汤加附子；大便泄泻，补中汤不宜用，保元汤加白术、干姜。若遇无药处，用红米、黑豆二味，炒熟煎汤服之亦效。

任注：脉俱浮大，浑身作胀是中虚、肺胃之气不收。治以补中气，降泄肺气兼清润乙木。倘自汗作胀，是中虚肺气不收而相火逆，可用芪、附、麦、味、牡蛎、黄芽。大便泄泻，理中加桂、苓、肉蔻，保元加白术、干姜亦可。

凡内伤症候，日久不愈，浑身热甚，大便结燥，脉洪大而有力，宜用熟地一钱、山茱萸五分、泽泻五分、丹皮五分、白茯苓五分、山药一钱、肉桂三分，小便不利加牛膝五分，三帖而愈。

任注：中虚阳气不收，君相之火不降，致浑身热甚，脉洪大而有力。金不能生水，致使大便结燥。用六味地黄丸凉营，敛收金水，加肉桂疏升乙木，小便不利加牛膝利水。

凡内伤身热自汗，俱属血虚，若脉浮大无力，作阴虚治之必不效。脉浮大有力者，六味地黄丸加人参，或作汤剂服之。

任注：中虚血亏营热，会有身热自汗，但内伤身热自汗不全是血虚。脉浮大无力是中气虚，肺胃之气不收。脉浮大有力，是肺胃之气不降，君相不收，用六味地黄汤收之，加人参补五脏，益中气。

一内伤病，左尺有力系虚火动，方用人参四两、黄芪四两、甘草一两、生地一两，或者以为血虚，加当归数分，遂致泄泻。盖重用参、芪、草大补肺气，金旺自能生水；单用生地滋阴降火，且引肺气直达于肾也；若当归，味辛，辛走气，肺气开散，大肠所以作泻也。

任注：左尺有力是中虚乙陷、或有温气下郁或相火沉陷。治当补中燥土、疏升乙木，有热之时适当佐栀子、黄柏清泄营热或相火。中气大亏，致使乙木下陷，出现左尺有力，重用参芪各四两加甘草一两补中益营卫，使金令大行，金旺生水，水可生木，木升则左尺有力可减。加入生地一两凉血滋木清风，因是左尺有力而非左关，又因未用桂枝，会加重乙木下陷，所以出现泄泻的根本原因不是用

数分当归之故。

左尺有力，是中虚木陷。若温气下郁则可现热，若血中温气不足则纯是湿寒。木陷之时，三焦相火亦会不升而陷于下。

凡内伤初起，宜八珍汤去熟地，加陈皮、半夏；寒热头痛，加羌活、防风；胸膈不宽，加前胡、桔梗、干葛、紫苏，见症之轻重，时令之寒温用之。三日后，病仍不退者，就宜用补中益气汤。

任注：内伤初起，用六君加归、芎、芍，适于营血亏虚，中虚肺胃之气不降。寒热头痛者，加入发表之味，如羌活、防风，使卫开营泄而为汗。胸膈不宽加枳壳、白蔻、厚朴、生姜理降肺胃之气。一日后病仍不退，就可以考虑加入温中、暖水、疏木以助营卫之味，如干姜、附子、桂枝。

凡内伤症候表症已解，而湿热留于上焦者，于调理元气内加茯苓、半夏，清痰利湿；留于中焦者，于调理脾胃内，参苓白术散加木香、砂仁，导湿实脾。

任注：湿热留于上焦者，选用三仁汤、胃苓汤或玄滑苓甘散。留于中焦者，用参苓白术散加防风、二妙。

凡内伤，用人参、白术、黄芪，又加升麻、柴胡而热可退；热甚加附子（瑞漳曰：此阳外越而内寒）；有寒加肉桂。用白术、干姜、附子治里虚，必用茯苓利其湿热。

任注：内伤中虚，营亏甲逆，因而发热，用人参、白术、黄芪补中益营卫，又加升麻升散、柴胡疏甲木，而热可退。热甚是阳气浮越，加附子暖水以引火归原。营涩若因水寒，加肉桂暖营疏木。土湿，加茯苓利水燥土，里虚用白术补益中气，中寒加干姜，水寒用附子暖水。

凡内伤似疟非疟，日久不愈，久痢中气虚弱，用干姜、附子、白术等药，虽十帖无效，必中气足，而后病邪不复；若因得效，而药遂已者，病必再发。

任注：中虚肝脾陷泻，遂致久痢。乙郁甲逆，甲木不疏，故症似疟非疟。中虚不枢，以致日久不愈，所以因中土为基，必补之使中气足，而后病邪不复。

凡内伤胁痛不止者，生香油一盏，生蜜一杯，和匀服，一二次即愈。

任注：香油活血，蜂蜜缓急迫。

一内伤，服凉药过多，愈后愈发，血滞于胸，用藕汁一碗，麻油一杯，姜汁一杯，和匀顿服之，血从大便出，须臾吃粥而愈。调理须补中益气汤多服。

任注：藕汁活血，生姜汁通经络，活血通经络使血分得以流通，麻油润泽，使滞血得出。

凡内伤调理脾胃，必用羌活散其肝邪，此为正治。

任注：散肝郁之正治，是桂枝、白芍、丹皮、生地、桃仁之类。调理脾胃之时，需要疏肝散肝郁，使用羌活有一定的散发作用，但谈不上是正治。

凡自汗，蒸蒸发热，似烦非烦，补中益气汤；似疟，补中汤加二陈；微寒微热，阴中之阳虚，宜补上焦，八珍汤加黄芪，如胸膈不宽加祛痰药；自汗微热，阳中之阴虚，八珍汤加肉桂，如腹中痛加干姜、吴萸。

任注：自汗，蒸蒸发热，是阳明经热，治以清阳明经热，用白虎汤之类。似烦非烦，是君火不降但尚不盛，治以清降君相之火，用玄参、黄连加二陈。似疟，治以补中疏甲木、降肺胃，用柴、芩、芍加二陈、黄芽。微寒微热，用保元加桂芍、苏叶、二陈。胸膈不宽，理降肺胃之气，用枳壳、白蔻加二陈生姜。心烦合胸膈不宽，用栀子豉汤。自汗微热，是君相不降，用柴、芍、麦、味、黄芪、牡蛎、黄芽。阳浮微热，用附子、干姜、麦、味、六君。腹中痛，用桂、芍理中。寒湿甚者，用黄芽加厚朴、草果、吴萸。

凡内伤蒸蒸发热，潮热，医治不得法者，尚可迁延。

倘恶寒发热，气血两虚，作外感有余治之，其病速死。

任注：内伤蒸蒸发热，潮热，是阳明经热。治不得法，阳在尚可迁延，但少阴过负趺阳，亦有死者。气血两虚，本应补益，却为恶寒发热所惑，认为是外感有余，治以发汗耗其气血，为虚其虚，为逆。

内伤，身无大热，头不甚痛，胸膈饱闷，大便不通，庸医下之而闭，闭而复下，下而不愈，阳已将去。或遍身疼痛自不能转动，腹胀内有积血，虽神气清爽，饮食可进，亦不能治。气虚作胀，脉虚，用补中益气汤加和中散；脉有力者不治。

任注：内伤，身无大热，头不甚痛，胸膈饱闷，大便不通，是中虚肺胃之气不降。治宜补中，理降肺胃之气，可投半夏、厚朴、生姜、人参、甘草、干姜、茯苓、砂仁、肉苁蓉。下之伤阳，阳败，出现“遍身疼痛自不能转动”，用桂枝加附子汤挽之。

下之伤阳，阳败，“腹胀内有积血，虽神气清爽，饮食可进，亦不能治”。此时神气清爽，饮食可进是阳气在上，勉为支持。因腹胀内有积血，若治疗必用流通，流通则浮阳易去，所以接手调治甚难。

气虚作胀，脉虚，是中气虚。若为肺气不收，可用六君加干姜、砂仁、生牡蛎、麦冬、五味子。若为脾虚作胀，可用理中加附子、草果、大腹皮。脉有力者是阴盛阳浮，

为逆。

凡有真内伤症，误用竹叶石膏汤须防失血，过二十一日必有反复；误用黄柏等药须防泄泻、呕吐，一二日必见。

任注：真内伤证多中气虚，若无肺胃郁热，服竹叶石膏汤会寒伤肺胃之阳，中阳伤败，肝脾不升则易下血，肺胃不降则易吐衄。三七之后，木气来复，症必有反复，或出现好转，亦或加剧，是因为未温补中气也。

黄柏寒泻肝脾之阳，肝脾下陷，则易作泻。肝脾陷则胆胃逆，胃气上逆，则易见呕吐。

内伤，发热头痛六日后，或泄泻，自汗至颈而还。此病不治，最怕胀硬身痛。

任注：内伤，中气不足，偶外感发热头痛，六日传经已毕，当愈。却见泄泻，是中虚不支，肝脾陷泻。自汗至颈而还，是阳气浮于上而不归。此上下成天地否，难治。胀硬身痛是无阳，可用桂枝理中汤以救之。

慎斋三书·卷之三
医案

明·周慎斋　著
清·陈嘉璴 注解
民国·方伯屏 鉴订

风一条

查应希，七月内感风，至八月身热不退，泄泻、喘促、脉大而豁，此肺虚而内有伏水。用五苓散加人参二钱、干姜一钱，一服而痰泻退，仍有余热，再用四君加半夏、柴胡、姜、枣，煎服愈。

任注：外感风寒，迁延一个月未退，肝脾郁陷出现泄泻，肺胃不降而致喘促；中虚肺气不收，脉大而豁。由于肺胃之气不降，于是身热不退。因为后面使用五苓散，应有太阳病，小便不利、微热消渴，或渴欲饮水，水入即吐等症状。用五苓散泻水燥土，疏木发表，加人参益中气，干姜温中。一服使痰得消，仍有余热。继续以四君补中气，半夏降肺胃之气，柴胡疏甲木，生姜行经络、散水气，大枣补脾精，使诸症得愈。本症也可试用桂、柴、二陈、黄芽加苏叶、杏仁、生姜、麦、味。

暑三条

一女人在六月中，昏睡，不言不动，两手脉上盛下沉，此是中热，身凉不欲近衣，凉在皮肤，热在肉也。用益元散，冷水调饮四五碗，仍以凉物置胸前，后发战汗而愈。

任注：脉上盛下沉。上盛，热蒙神明，出现昏睡，不言不动。上脉盛，是热在上外，下脉沉是内下无热或无大热。身凉不欲近衣，是内热，热在阳明。时值六月中，是中暑热。以冷水四五碗调饮滑石、生甘草散，使湿热得以清利，并使上热下行，从小便排出。热动得发，后得战汗而解。

一人七月间，清晨昏晕，一日不醒，人皆谓阴症，用附子理中汤、胡椒汤俱不愈。脉沉细带伏，小便二日不解，原有房事，热从虚入，阴气加绝，宜以水救之。用新汲水连饮三碗，不言，至五碗，少睡，又饮五七碗，大汗如雨，方知饥，食粥后，以补中益气汤加葛根、泽泻而愈。

任注：此阳生阴不长，故清晨昏晕。与清晨目盲一样，是阴竭或阴脱。以水为阴，饮新汲凉水润阴以济阳，使脉起而不再沉细带伏。时值暑月，阳以饮新汲之水为汗源，得大汗如雨，而得阴阳和合。七月间大量饮用新汲凉水，依当时的环境条件，会很快出汗。但因中土虚，饮凉水会损伤中阳，会造成后续恢复治疗的缓慢。可以试用小剂乌肝汤（桂枝、附子、首乌、白芍、黄芽汤），加啜大碗薄米汤。

一少妇，夏月，猝死而气不绝，遍体冷而无汗，六脉俱伏，三日不醒，诊之无脉，无脉即宜死，三日仍不死，此是伏脉，热极似水之症也。用青布湿水盖在身上一时许，身热，连灌水三五碗，反言渴甚，再灌碗许，大汗出而愈。以补中益气汤加黄柏，十数剂而安。

任注：阳伏于内而不张，故脉伏，伏脉推寻至骨始得。脉伏若数滑有力，是热藏于内；若伏而坚牢，则必死也。三日仍不死，是热在内。虽遍身冷但一般高于环境温度，时值夏月，故用青布湿水盖在身上，通过蒸发以吸引身热外出。夏月连灌水三五碗，内热得中和，热动，反言渴甚，再灌碗许，肺得凉宣，如饮生石膏水，大汗出，热发而愈。

痢三条

一妇患痢甚，诸医皆用清凉解毒，五六日后，汤水不进，口唇痛裂，浑身大热，此肾之脾胃虚也。上身热者，皆中气虚寒，肾气不能上升也，以补中益气汤去陈皮，加干姜、肉桂各一钱，附子钱半，人参三钱。一服觉喉中痛，

少顷觉胸中痛，又觉小腹痛，肛门痛。连进二三服，胃气渐复，始进饮食，但痢大作，众用香连丸，一服，便不能言语，速进保元汤加附子始苏，调理月余方愈。

任注：痢疾，庚金乙木之郁陷，其病湿寒为本，湿热为标，病在少阴，始终皆寒；病在厥阴，中变为热。水病生寒，木病生热，寒热之源，是太阴之湿。

本案诸医皆用清凉解毒，使寒凉伤中，水土不温，出现胃逆不纳，阳气不归。致使五六日后，胃逆汤水不进，阳浮口唇痛裂，浑身大热。以姜、桂、附暖水土、温中纳食，以五福补气血，柴胡疏降甲木，升麻升痢之陷。但痢大作，是陈腐下出。众人见状以为病进，遂以香连丸止之。因势在必出，所以痢下而止不住。又因中气虚寒，不任木香、黄连之攻伐，所以一服，脾再陷，便不能语言。速用保元汤加附子，继续补中暖水土，任陈宿外出，正进邪退，所以渐愈。

一妇产后痢，误用克伐药，肛门痛如针刺，脉数无至数，产后得此脉甚危。用人参一钱、磨木香二分，参得香则能去滞气，而后人参成功以补肺中元气，元气固而不下陷，则肛门之痛自除；又有木香行滞散痛，故一服即痛减。后以前药加和中散三分服之，是夜即睡。后用人参二钱，黄芪二钱，升麻、柴胡、甘草各五分，陈皮、木香各三分，渐愈。

任注：痢疾，乙木庚金之郁陷，医误用克伐，加之产后气血大亏，遂致脉数无至数。郁陷集于肛门，致肛门痛如针刺。用人参补中气，木香破滞气，使疼痛缓解。以和中散暖水土，是夜即睡。又以参、芪、甘草益气，后重加升麻，柴胡疏散甲木之气，陈皮、木香消胀止痛，渐愈。

此证可用桂枝、白芍、丹皮疏乙木之郁，以干姜、茯苓、甘草温燥中土，以升麻起后重，陈皮理降肺胃之气，人参益中气，重加肉苁蓉滋肝滑肠，荡涤陈宿，使滞开痢止。痢疾除后再调肝脾，补气血。

一妇患痢，所服皆清凉、解毒、克伐之剂。以致脾胃虚弱，血无所统，日下数碗，遇有所触，其下益甚。欲补血，恐脾愈虚寒；欲引归经，然血去殆尽。治以阳生阴长之义。治以补中益气汤，养中气而安。

任注：本例痢疾案始终是寒，应该使用桃花汤温燥己土治痢。若无明显里急后重，也可先用黄土汤温中止血。因为先前“所服皆清凉、解毒、克伐之剂。以致脾胃虚弱”，所以还需要服用温补中气之味。

火症一条

一人体肥大，每日食鸡一只，善食，至下午呕吐清水，晚食肉一顿始安。诊之，寸脉大于尺脉者数倍，且沉涩。此阴盛格阳，上焦火盛故能食；丹田虚寒故呕吐。用生半

夏一钱豁痰，沉香末三分，炒黑山栀五分使邪火从小肠而出，人参一钱、干姜一钱、附子三分，水煎服。

任注：体肥大，形肥气虚，难以周流，故脉沉涩。脾湿不运，胃胆不降，壮火集胃，故善食，每日食鸡一只。午时一阴生，阳下阴上，体内寒水升动，故至下午呕吐清水。晚食肉一顿，以谷气压相火之集，故始安。水寒土湿，君相不降，故寸脉大于尺脉数倍。以附子暖水土，人参、干姜温补中气，半夏降胃逆，栀子清相火，沉香理降中下焦之气。

此案可尝试使用砂半附子黄芽汤加柴、桂、生姜。

头痛二条

一人头痛引背，早微热，午作寒，右关尺微弱，此血中气滞。用人参、肉桂、当归、香附、陈皮各五分，乌药一分，紫苏叶三分，煎服愈。

任注：头为六阳之会，头痛是阳气不舒。头痛引背，背属太阳，是太阳寒水之气。早微热，是早晨阳气升，因下寒而不能含藏，故微热。午作寒，午时阳气正隆却作寒，是阳隆阳气得收，本身阳气不足，得外阳补助方能得收，实际是水寒。右关尺微弱是水寒土湿，治宜暖水、燥土、疏木，可试用当归四逆理中加川芎、附子。本案中肉桂、乌药、香附、当归疏木暖血寒，苏叶开太阳，人参补中，陈皮理降肺胃之气，可能不会去根。

一女人右半边头痛、发热、目痛、小便白浊、脐中水出、饮食减少，此脾阴不足也。用白术以苍术水炒二钱，人参七分酒炒，黄连、陈皮各五分，炙甘草三分，吴茱萸一分，姜水煎服愈。

任注：此案没有脉诊，病症集于右路，小便白浊、脐中水出是脾肺湿盛。脾陷不升，胃纳不佳，故饮食减少。胃逆不降，滞气上壅，故右半边头痛。君相不降故发热，乙木郁遏、甲木不舒故目痛。不是所谓脾阴不足，以左金之黄连、吴萸辛开苦降，以苍、白术、陈皮、生姜补中运脾燥湿，参、枣补中气。可以加一点茯苓、防风、川芎、干姜，利水去湿，疏达乙木。

痰二条

一富翁满口痰珠，至舌尖则成大泡，来至绵绵不绝。察其脉症，知其大热在胃，大寒在肺。先用参附汤一剂保定肺气，少顷以辰砂六一散泻其胃火而愈。

按：治是症时，药已屡投不应，值寒夜，先生拥炉火而坐，炉中偶以炊饼炙热，有童子误滴少水其上，遽发大泡，因悟病机，投以前药立愈。慎柔识。

任注：此案是水盛龙游，未言具体脉证。所谓大热在

胃，是君相不降，集于阳明，君火不降而致舌尖大泡。所谓大寒在肺，是肺有沉寒，必有咳喘、寒痰。本案以附子暖水，人参补助中气，助趺阳而黜少阴，使寒水不犯。后以辰砂六一散之滑石、生甘草清利阳明湿热。本案也可用小青龙加杏仁、生姜、黄连、附子一试。

一女痰出盈盆不止，脉豁大无力，此内伤不足之症，脾虚不能统痰。乃用人参、附子各五钱，干姜、荜茇、枳壳、槟榔，二剂而愈。

任注：中虚脾湿，肺胃之气不降，金水不收，致痰出盈盆不止。肺气不能收，致脉豁大无力。用附子、荜茇暖水土，人参补中，枳壳理降肺胃之气，槟榔顺降胃肠之气。

因为中气大虚，脉豁大无力，枳壳、槟榔最好不用。实际上，只要补中收降，稍顺甲乙，即会病愈。

本例可用黄芪、牡蛎、五味、陈皮、半夏、柴胡、黄芽、生姜、白芍、附子一试。

心痛一条

一女子心口右边作痛，引背及两胁，询之幼时为人当背一拳，此血凝气滞也。以灵脂、蒲黄半生半炒各五钱，乳香、没药炙去油、当归各一两，肉桂三钱，酒下二钱，服尽愈。

任注：当背一拳，致心口右边作痛，是肝胆之位，痛引背及两胁。时已长久，痛处固定不移，肝主营血，是为血瘀，故用失笑散、乳没、桂、归，以酒行之，使血脉得通，痛楚得愈。

嗳气一条

一妇郁怒不发，久之噎声甚高，言谈不知，终始嘈杂易饥。《经》曰："心病为噫。"此因忧郁于心胸也。用桃仁承气汤，下蓄血数升而安。《经》曰："血蓄在上则喜忘，在下则喜狂也。"

任注：肝气郁结，胆胃不降，致噎声甚高。相火不降，终始嘈杂易饥。本案使用桃仁承气，是因为有"言谈不知"症状，应为作者所说的善忘。蓄血在上者善忘，在下者如狂，可认为是有瘀血阻滞。

咳逆二条

一人咳逆连声，脉来有力，因相争，肝木受邪。自思金能克木，用铁二斤，烧红水淬，饮之即愈。

任注：因相争，肝郁胆逆，肺胃不降，致咳逆连声，脉来有力是木郁气盛。用铁落煎水，铁落入心胆经，下气疾，治怒狂。

一妇患时疫，饮水过多，心下坚痞，咳逆倚息，短气不卧，汤水不下，诸药靡效，作停饮治之，进以五苓散而愈。

任注：水积胃腑，停蓄不消，胃气不降致心下痞坚、汤水不下。肺气不降，致咳逆倚息、短气不卧。土湿木郁，疏泄不行，治以五苓散疏木燥土，发表利水。因是时疫，症状未具体交代。时疫因饮水过多，造成水积停胃者极多，此时不可再拘于疫症的温热。若表证解，内有热，可使用猪苓汤，则较用五苓为好。

呕吐七条

一妇患呕吐，粒米不入六日矣，兼头眩，胸膈如束而不舒。诊其脉，沉弦而驶且无力，此属气虚夹痰郁。以人参三钱，陈皮、川归各一钱，乌药用人乳炒，加竹沥、姜汁，十剂而愈。

任注：呕吐是胃胆之逆。头眩是甲木之邪，或水饮在心下。胸膈如束而不舒，是肺胃之气不降。胆木为患，所以脉沉弦而驶（沉弦而数）。六日未食，中气虚弱，所以脉无力。可治以柴、芍、二陈、厚朴、生姜、党参、干姜等。本案病机，不是一个气虚夹痰郁所能概括的。

本案所用方剂是以竹沥、姜汁降逆化痰；陈皮理降肺胃之气；乌药、当归疏润乙木，使不干土；人参益中气。

一妇自丹田冲上，遂吐清水，盖火气上逆，由丹田虚寒故也。用白术二两，白豆蔻五钱为末，早晚以滚汤调下。盖白术补脾，豆蔻温肺，此药服之，则金水相生，其病渐愈。倘在男子，纯阴无阳，则为不治之疾。

任注：自丹田冲上，遂吐清水，不是火气上逆，是乙木奔豚之气。寒水不蛰，所以吐清水，是因丹田虚寒而又风木疏泻。用桂枝加桂，或桂、苓、草、枣，低其冲气。白蔻清芬，性合金秋，肃降肺气。白术补中气，燥土，崇土堤水，还应该加入疏木暖水之味。

一妇呕吐，诸药罔效，用沉香、乌药等分，人参、甘草减半，姜一块，淡盐沾药擦牙根，津液咽下后腹痛如刀刺，下痰碗许而愈。

任注：痰涎中阻，诸医未治痰降胃，所以治呕诸药罔效。呕吐胃纳不下，因而无法进药。牙龈属胃，盐咸能下行开破，生姜降胃气，味辛能散痰水，因此以生姜蘸盐与药末擦牙龈，使入胃经，能降胃气、止呕吐。沉香降胃气，乌药破肝气郁遏，参、草补益中气，使痰涎得下碗许而愈。

一人饮食如常，每遇子时吐，大便秘结，其人必有苦虑忧思。脾气郁结，幽门不通，宜扶脾通窍为主。用人参、白术以苍术汁拌炒、茯苓各一钱，炙甘草五分，附子煮乌药三分，姜水煎服愈。

任注:子时是一日之中阴气最隆盛之时，阴霾上攻，子时最盛，故子时呕吐为下寒。饮食如常是中气尚可持，大便秘结是水寒庚金凉燥。可试用大黄附子细辛汤加半夏、干姜、白术、桂枝、当归。

本案所用方剂是以四君补中气，苍术运脾，生姜降逆，小量的附子暖水，乌药破乙木之郁，药力比较单薄。

一人吃粥饭即吐，饮酒则不吐，此瘀血凝积也。盖酒性太热，力能化血，故通关直下，非若饮食之有形阻碍也。用辛热没药四两，服至春暖，凝血化解，后吐血而安。

任注：吃粥饭即吐，是胃逆不降，上有热也。饮酒则不吐，一是酒为水剂，顺利好下；二为酒性辛散，能行血脉，使甲逆得顺，因而不吐。可考虑使用干姜芩连人参汤，送服丹参、乳没、檀香、砂仁散剂以清热活血顺降。本案用没药活血破瘀，缓消慢散，使瘀滞逐步得化，亦是一法。但吃粥饭即吐，时间一长，其缓消慢散，会使病人焦急。

一妇产后伤食，致胃虚不纳谷，四十余日矣。闻谷气则恶心而呕，闻药气亦呕，求治。吾师恳辞曰：药不入，无法以治。其家愈求不已，遂用人参、茯苓、白术各一分，甘草二分，陈皮、藿香、砂仁各五分，神曲一钱，十年以上陈仓米一合，顺流水二大盏煎沸，泡伏龙肝研细，搅浑，放澄清，取一盏，加姜、枣煎服，数服愈。

任注：产后气血亏虚，胃虚不能纳谷，“闻谷气则恶心而呕，闻药气亦呕”，实因中虚甲逆。甲逆是因为血亏营涩，乙木不疏。治在补养中气，兼清疏甲乙，可用六君加柴胡、桂枝、干姜、砂仁、神曲、生姜、粳米一试。

本案用灶心土温中，合陈仓米滋脾精、和胃，余味四君加陈皮、砂仁、藿香、神曲、姜、枣补中消食，理降胃气，性缓效稳。

一病呕吐清水，从小腹起直于出口。用半夏五钱、干姜（去皮、炮）、丁香二钱，三味研末，临发时白滚汤调服愈。

任注：呕吐清水，从小腹起直于出口，是水寒土湿，右路寒气上攻而津不能收。故以干姜温中，将寒气阻于下，半夏降肺胃之逆，丁香暖中下元，破寒降逆，调服得愈。

身重二条

一女人素忧郁，身体虽肥而四肢无力，浑身骨痛，颈有痰核。盖思则气结，渐生痰，不生血故也。用半夏、当归各一钱，白术、羌活各五分，肉桂三分，姜水煎服。

任注：肥胖是中气虚，脾湿不运。四肢无力，是中虚而四肢失秉于脾胃。浑身骨痛是乙木郁于寒水而不能疏升。肺胃不降，甲逆不疏，致使颈生痰核。可试以柴、芍、二

陈、黄芽加鳖甲、牡蛎、桂枝、生姜、附子。本案以肉桂、当归、羌活疏乙木之郁，半夏、生姜降逆破结化痰，白术益中气，疗效可能较缓。

一妇人忽四肢不举，卧床不起，头不能抬，然饮食如故，此痰碍经络，气不得升降故也。宜温胃气，用红曲二两，半夏一两，同煮透，捣成饼，晒干，入姜汁一杯、蜜一杯，时时服之，即愈。

任注：四肢秉气于脾胃，四肢不举，头不能抬，可能是脾胃气虚而使四肢失秉。然饮食如故，脾升胃降正常，看来不是因中虚所致。可能是痰阻经络，使气不得行。故用半夏、生姜汁即小半夏汤通经络，行痰。重用红曲破胃腑滞气，蜂蜜甘润，补益中气，即愈。

此案其它症状未予交代，也有可能是风痱。风痱，忽然不能动，身体不能自收持，口不能言，冒昧不知痛处。如果是风痱，可以考虑用续命汤。但究竟是与不是，可以细辨其余症状再予确定。

痿症五条

一妇患伤风后，恶寒，自汗不收，约半年。虽夏不去被，手足皆用棉包裹，不敢出被，服附子二十枚，人参二斤；用保元汤加熟附子，不效。此中焦气不归肾，宜四君子加干姜、肉桂、白芍、五味子各一钱，服三帖有效，十帖痉愈。

任注：自汗不收，汗多伤阳，阳浮于上而不敛，造成持续自汗。持续自汗必致营卫虚弱，于是恶寒。阳弱自汗恶寒，使得“虽夏不去被，手足皆用棉包裹，不敢出被”。营起于中焦，卫起于下焦，必温补中气，温肾暖水，使中下得补，营卫充实，而后自汗、恶寒可愈。可用芪、附、龙牡、五味、山萸、理中一试。

一妇外身凉，自言内热，水泻二月，日有四五次。言上体极热，下体冻死，腰足俱冷，腹痛如水，或一时发热，则不肯近衣，或一时怕寒，面目红肿，脉数洪大，喜暖喜补，常用火烘面。此伏火也，非寒也，热极似水也。用升麻、干葛、柴胡、防风、苍术、木贼、生地、黄芩、黄柏、栀子、当归、赤芍、川芎、甘草、生姜，两服诸痛皆退。后转昼重，用黄芪建中汤加附子，一剂而愈。

任注：肝脾郁陷，致水泻二月，日有四五次。胃逆君相之火发露于上，致上体极热。君相之火不下，下体得不到自上而来的温暖，于是下体冻死，腰足俱冷，腹痛如水。热邪外散，则发热，不肯近衣。热收卫束，于是怕寒。肺胃之热内蕴，出现面目红肿，脉数洪大。脾肾寒湿，故喜暖喜补，常用火烘面。不是伏火，也不是热极似水。将君相之火引下去暖脾肾，则上焦不热，中下不寒。仿仲景麻黄升麻汤之意，去麻黄、升麻，因无喉痹脓血之症。用桂

枝、丹皮、生地、柴胡、黄芩疏清甲乙。用生石膏、知母、天冬、玉竹、生牡蛎、黄连清降肺胃。用干姜、白术、茯苓、甘草补中燥土。

本案中所用方剂其意近似，以升麻、葛根升散疏降肺胃之热；以柴胡、黄芩、黄柏、栀子、木贼清相火；以当归、川芎、赤芍、生地、防风清疏乙木；以苍术、生姜、甘草补中运脾。

一人眼痛头眩，常往后倒，泄泻三月，上身作痛作胀，腰腹足膝皆日发四五次，夜发二三次，里急后重，理脾补中皆不效，作久病气血两亏，用黄芪建中汤加人参，三帖而安。

任注：理脾补中皆不效，是病在左路。泄泻三月，腰腹足膝皆病，里急后重是中虚乙郁。眼痛，头眩，常往后倒，上身作痛作胀是甲木病。甲病往后倒，乙病向前倾，以乙升甲降也。故以黄芪建中理左路，加人参益中、助肝脾。甲乙得调，中气得建，故症状消除。

一人左手足俱强，而不能轻举，日服人参药不效。曰：不先鼓其气以动其痰，即用人参亦作痰耳。用温肺汤一服，即能行动，后以十全大补汤加减，俟发寒热如疟始愈。后果然。

任注：左右者，阴阳之道路也，左路阳生阴长。左手足俱僵，而不能轻举，是乙郁营涩，筋节不柔。偏于左半身，是胆虚不能中正，本原是因中虚、营卫不足。用温肺汤暖水土，益营卫，筋节得柔，即能行动。后以十全大补汤双补气血，肉桂疏乙木，黄芪益营卫，后发寒热似疟，是甲木得舒，后得愈。

本案也可拟用黄芪、当归、桂枝、白芍、红花、干姜、白术、半夏、生姜、大枣一试。

一人暑湿，浸入下体，至踝以下，足痿软无力，此肾气虚寒，火炎上故也，宜补脾、温肺、燥湿。用人参、白术、茯苓、益智、归尾、芡实、薏仁各一钱，甘草、防己、肉桂各五分，空心服。更以白术八两、茯苓六两、元米半升，猪肚内缝，煮熟，捣研，晒干，入沉香二钱，米糊丸，每服六七十丸。

任注：湿浊下流，病发足踝。暑湿伤气，肺不能清。暑湿使脾湿不运，湿着筋脉，营卫不行，所以至踝以下，足痿软无力。阳明主束骨、利关节，治痿独取阳明。所以本案使用方剂是以四君子补益中气，益智仁和中调气，防己利湿，芡实收涩，肉桂、归尾疏木养血。同时丸剂以白术、茯苓、薏仁补中气、利湿、清金，沉香降气，猪肚以肚补肚（胃），以养足阳明胃。

消症三条

一人患中消，屡食而饥，饥而渴，服黄连等药不效。以山药、当归、茯苓、陈皮、薏苡仁、甘草专补脾阴不足；上消加麦冬、五味子；下消加黄柏与知母，而愈。

任注：二阳结，谓之消，二阳之病发于心脾。乙郁甲逆，君相之火阻于阳明而不能降，致成屡食而饥。相火烁津，致口渴多饮。以生石膏、天花粉、麦冬、五味、山药、龙牡、黄连、干姜、黄芩、生地、丹皮、白芍治之。上消多饮，治以石膏、知母、天（麦）门冬、龙牡、五味，清金敛降金水。下消饮一溲二，水寒土湿，治以暖水燥土疏木、敛收金水。

脾阴不足，在上则眼目不明，在下则懊侬不宁。上宜人参、麦冬、甘草，有汗加黄芪；下宜用人参、山药、莲子、白术、甘草。凡补脾阴不足，嘈杂易饥，山药多用；火旺，甘草多用；便燥，当归多用；心不宁，莲子、薏苡仁多用。

任注：阳生阴长，阳生之时，没有足够的阴随之长，则目不澄澈，目视不明。许多青光眼病都是如此，当助脾精。阳气升达随后即降，若浊阳不能下降，则神不清，神不清则寐不实，记忆力差。阳不降则胸中懊侬，懊侬不宁用栀子、豆豉清热肃陈气。人参主五脏，合甘草补益中气，麦冬清心经之热，有汗加黄芪益营卫敛汗。下用白术、甘草补中气，山药、莲子敛收脾肺之精。山药多用，可敛收脾肺之精以防乙木盗泄，是足其脾阴。嘈杂易饥是相火烁胃，用山药不如用黄连、吴萸。火旺，用芩、连、丹皮、生地。便燥，阳盛土燥用生地、当归、麻仁、白蜜以及少量硝、黄，精亏辅以天冬、龟胶。阳衰土湿，便如羊粪，用桂枝、半夏、茯苓、甘草、麻仁、肉苁蓉。心不宁是相火不宁，用小柴胡汤。心不宁因水饮者，用苓桂术甘汤，或金匮肾气丸。

一人患中消，善食易饥，用黄连入猪肚内煮食之，又以白术四两、黄连四钱，神曲糊丸，津咽三四十丸，临卧服而愈。

任注：猪肚，以肚补肚（胃）。白术补中气燥湿，神曲去胃中陈腐之气。黄连清心胃之火，使二阳之热得下，则消症减，遂愈。

一人心畏过度，日饮茶十数盏，精神困倦，怠惰嗜卧。此心火乘脾，胃燥而肾无所救，故饮茶不已，名曰肾消。用黄芪蜜炙五分、五味子三分、生地五分、人参一钱、麦冬一钱、当归一钱，水煎服数十剂。

任注：饮茶多而不消，会在心下形成水饮，水饮阻隔。

在上君相之火不能下行，相火烁肺，津伤口渴，会再饮茶。愈饮脾愈湿，脾愈湿而肺愈燥，造成愈饮愈能饮。水寒为恐，胆木拔根，悬虚为惊。心悸是君火碍于水饮不能下行。精神困倦，怠惰嗜卧，是中虚脾湿不运。治宜清金燥土，疏木利水饮，可先行苓桂术甘汤，再投金匮肾气丸。

本案用参、麦、五味、黄芪清金益气，敛收金水，用归、地清润乙木。性缓，只要水饮不显，亦效。

积块二条

一妇右脐旁有一块，作痛不止，移动不定，大便不通，诸药罔效。左寸尺缓而微有力，关脉沉细。右寸尺似大，关脉沉细无力，此肝心与脾俱弱，木无生发之气，又肾不纳气归原，不可攻痞，用熟地、山药、茯苓各七分，当归、小茴香、人参各五分，沉香末二分，服渐愈。

任注：左关脉沉细，左尺缓而微有力，是乙木生发不利，尺不能到关。右关脉沉细无力，是中土虚。中虚脾升不利，因而痞着于腹。胃降无力，右寸似大。大便不通，右尺似大。此证是左不能升，右不能降，所以出现脐右痞块，大便不通。因虚致痞，先不可攻，故治宜补中气、疏乙木、温行脾升、通降阳明。可用六君、干姜、枳实、厚朴、吴萸、小茴香、桂枝，同时外用吴茱萸、小茴香炒热，布包，热熨脐右腹部。

一人右胁有块，右关脉豁大，用乌药一两、附子五钱同煮透，将乌药以酒磨服，俟积行动，以补中益气汤加附子，服而愈。

任注：右关脉豁大，是中气虚而不收。己土左旋上奉，淫精于肝，但右胁肝区有块，阻止输精，并结为癥块。用乌药破滞气、疏乙木，辅以附子与酒开散。“俟积行动”，再以补中益气汤加附子，补中气、暖水土，并行升散，使胁块渐消。

虚损十二条

一人平素劳碌恼怒，常患遍身筋抽痛，或时小腹痛，转潮热二三月。察其脉，六部俱微、短、数，两尺脉俱微短，此肺虚而肾水将竭故也。宜保肺生肾，凉血退火，用人参四两、黄芪四两、炙甘草一两、生地二两，先用水三大碗，煎至一碗，又用水二碗煎大半碗，又用水一碗煎半碗，去渣，熬膏，白糖收贮，每清晨噙化。

任注：劳伤中气，恼怒伤肝，肝主筋，乙木郁遏，故常遍身筋抽痛。木郁不升，故时小腹痛。中虚乙郁甲逆，胃失和降，转为潮热。潮热损耗气血，使脉微、短、数。潮热使金不能收，金不能收必致肾水无源。用参、芪、草、白糖补益中气、清金，以生地清润乙木。

一人脉左寸弦，按之洪大有力，关大，按下无力；右寸无力，脾脉细数，尺部三焦浮大，肾脉不起。且平时先按三焦脉，则脾脉洪大。此三焦火起，脾有湿热，心包络少血，胆气外泄而寒。用归脾汤则胆气敛，而三焦之火不起，用参苓白术散，则补脾利湿而细数可去矣。

任注：左关大是乙木郁而不升，左关按下无力是肝气虚。左寸弦，按之洪大有力，是甲木升炎，君火发露于上。脾脉细数是中气亏，有湿热。中虚土不生金，因而右寸无力。尺部三焦浮大是三焦火起，下焦不能如渎，因而肾脉不起。先按三焦脉则脾脉洪大，是脾经有湿热之征。肝气虚，故心包络少血。甲逆胆气外泄，少阳不足则为寒。治宜补益中气，利湿，清疏养敛甲乙，潜收君相之火，使金收水藏。

一人因劳碌费心，饮食不节，致当脐而痛，痛则大便溏泻，或午前泻，或午后泻，此脾土虚，肾水犯上，寒在肾故也。宜温肾，则肾水不至泛上；升动胃气，则脾土旺而痛自不作，泻从何来？人参、白芷各五钱，五味、干姜、鹿茸各一两，糯米糊丸，空心白滚汤送下愈。

任注：土湿木郁，肝脾郁陷，风木克贼己土与寒水侮土，致使当脐疼痛。痛则风木陷泻，或午前泻，或午后泻，总是围绕午时。这是因为平时水寒木郁，木不得动；午时阳气最隆，肝木得温起动。木气升起来则不泻；升不起来则向下迫泻。可予桂苓肉蔻理中汤加吴茱萸、补骨脂、小茴香。

应枢，左手沉细，右手细数，乃元气不足，倘转浮大，阴虚火动，宜补脾阴之不足。人参、白术、茯神、甘草、山药、黄芪、当归各等份，莲肉、元眼肉各七个，水煎服。三十余帖而愈。

任注：左手沉细，是肝脾不足，阳生不旺。右手细数：右关细数在本案是中虚，水谷精少；右寸细数是因营亏，因为肺朝百脉；右尺细数是水乏。治从中土出发，开化源以助四象，用人参、白术、茯神、甘草、黄芪、龙眼肉益中气、补脾精；当归疏润乙木；山药、莲肉敛收脾肺之精。

一妇患一火症，服降火之药太甚，后胸前热燥甚，时时打扇。脉之，或时调，或时涩，此郁火，宜发，见汗则愈。用保元汤加麦、味、紫苏，加生姜五片，水煎，热服稍可，用保元合升麻葛根汤，服之得汗后，补中加附子愈。

任注：火症多下寒，服降火之药太甚，寒伤中阳，脾湿胃逆，君相不降，致使胸前热燥甚。火郁当发之，予苏叶、生姜开太阳、泄卫为汗。麦、味、保元，补中、清降肺气，热服稍可，是为助汗。再改用保元加升麻、葛根、芍药、甘草，敛营，补中气，泄卫分，疏解阳明之郁。后以补中汤加附子，补中气暖水土，得愈。

本案分三节治疗，其实可试用一方统一考虑，用柴、芍、麦、味、二陈加苏叶、银花、葛根、附子、黄芽。

又，内子发热食减，诊左三脉，洪数，按则虚，脾脉紧数。女得男脉为有余；举有按虚，热在表也；脾脉紧数，中气不足。先用补中益气汤，次以十全大补汤愈。

任注：左三脉洪数，按之虚，是发热在外。脾脉紧数，是中土不足，紧似为弦，是木克之象。举有而按之虚，是浮而无力，是不收。总为土虚木盛，热邪在表。治用补中益气汤，以升麻、柴胡疏理营卫，党参、白术、黄芪、当归、甘草补益气血，陈皮理降肺胃之气。次投十全大补汤补气血、益营卫，得愈。

本案也可使用桂枝汤加苏叶、丹皮、黄芩调理营卫，疏清甲乙，再加用麦味六君益中敛收。

一人右胁痛引背，口干舌燥，上身发热，腰以下俱冷，右关尺不起。此血虚，气无所附，宜用温药行动其气，使气有所归，水升火自降矣。用干姜、肉桂各五分，当归八分，吴茱萸半分，盐水煮煎服。上身热退，下体温暖，阳气渐回，但食难消化，此元气未复耳。理脾胃为主，养血次之，胃气一转，诸病自愈。用参、苓、归、术各一钱，姜、桂各五分，炒神曲六分，陈皮四分，炙甘草二分，渐愈。

任注：右胁痛引背，口干舌燥，是乙郁甲逆。甲木不降，故上身发热。君相不降，故腰以下俱冷，因而右关尺不起。用吴萸、肉桂、当归理甲乙，干姜温中气、暖脾，盐水开破下引。由于吴萸、干姜理胃逆脾陷，于是上身热退，下体温暖，阳气渐回。但食难消化，是中气亏虚。用四君补中气，桂、归、生姜疏养乙木，陈皮理降肺胃之气，渐愈。

一妇面上一热，即遍身燥热，而汗随之，日夜六七次，百治不愈。细思之，《经》曰："面热者是阳明病。"此脾阴不足而胃有余也。以山药为君，归、芍、地黄为臣，以补脾阴不足；用石膏、生甘草以泻胃火；黄芪、麦冬、五味以固腠理；加竹叶以去烦热，二剂而愈。

任注：君相之火下降，必有阳明顺降。若阳明不能顺降，则君相之火在下降之中会集于足阳明，热累渐增，会出现阳明经热。阳明主面，经热不舒，于是面热。阳明有热，燥金不收，于是遍身燥热。阳明经热是由内而外，蒸蒸发热，热蒸为汗，汗出热随之而解。热解后，慢慢阳明之热又聚集起来，则又发热，如此日夜六七次。治宜清解阳明，降君相之火，清甲乙之热，辅以凉收归肾或据症温暖水土。

本案以生地、当归凉血清润乙木，白芍双清甲乙。以竹叶清君火，以石膏、麦冬、五味清降阳明，以山药、生甘草补土。因多次出汗，营卫虚弱，故以黄芪补益营卫。

本案可试用景岳的玉女煎加麦、味、黄芪。

一妇人身大热，两眼火出，口干舌燥，手按地，脚入水盆中，亲疏不避，服黄连解毒汤一二剂愈甚。察其脉，豁大而无力。知其病在心之脾胃虚也，且有淫行，心气耗散，必非凉药所能愈。遂用白术一钱、干姜一两炒黑、人参三钱。其不用甘草者，生则恐泻心气，炙则恐缓中，而脾胃中邪火不得出也。三味煎服，不踰时，引被自盖，战汗出而愈。

任注："身大热，两眼火出，口干舌燥，手按地，脚入水盆中，亲疏不避"，若为实热，脉应洪滑有力，口臭气粗，汗出蒸蒸，渴喜冷饮。或阳明腑燥，应有谵语登高，打骂毁物。实际其脉豁大无力，且有淫行，是中虚精乏，阳气涣散于外而不得收，阳不能秘，则阴不能平。遂重用干姜温暖中土，辅以参术补中气，使中宫得建，阳气得收。

宜兴汤拙齐夫人，先因惊起，调理少愈，生一子。在辛丑年后复受惊，仍前跌倒，胎至七月遂坠。壬辰年从京回，途中辛苦又惊，前病复发，头脑痛如针刺，从背至肩膊皆痛，且睡卧不安。一医作风痰治，增胸满、耳聋、眼涩。又易医以凉药清之，且泄泻、恶心、终夜不睡、少食。诊其脉，六部俱浮数有力，左关微细，右寸不起。思之，浮数有力，表实火郁，宜发；按至中之下遂不见，宜补阳中之阴；微细，胃无生发之意，肺受气于脾，隐而不见，肺无所禀受；不睡易惊，心火乘脾，胃气上逆，此必劳役伤脾，思虑伤心，脾胃亏损，中气虚寒，所谓君不得令，相火妄动者非欤。按法宜用补中益气加附子、六味地黄丸，但阳气陷下已久，况所用药非寒凉即辛散，是阳气亏而又亏者也，骤用参、芪，则阴火焰焰之势不可当。先用清上补下之剂，待水升火降，然后依法调治。六味加黑干姜四分、紫苏五分、干葛七分、赤芍四分、甘草五分、细辛一分、吴萸七粒，姜水煎服十余剂，病减十之六七，但恶心、劳碌不得改，用六君加减，痊愈。

任注：水寒胆木虚漂则易惊恐，水寒不能养胎，以致胎至七月遂堕。壬辰年从京回，途中辛苦又惊，劳伤中气，土不治水，水寒易惊。水寒乙郁，甲木不疏，出现头脑痛如针刺，从背至肩膊皆痛。睡眠不安，是阳不得入阴。一医作风痰治，不外驱风走络化痰之品，使中气愈虚。营亏出现目涩；相火上逆出现耳聋；肺胃不降、浊阴上逆出现胸满。医又以凉药清之，再伤中阳，致使脾陷泄泻，胃逆恶心，中虚少食，阳不能降而终夜不睡。

诊其脉，“六部俱浮数有力，左关微细，右寸不起”。既然“六部俱浮数有力”，不可能再有“左关微细，右寸不起”。

左关微细是木枯营涩，左寸浮数是相火逆升，右路右寸不起，是肺虚。右关尺浮数有力，是阳明有热而肾水不收。

“先用清上补下之剂，待水升火降，然后依法调治。”

以干姜、吴萸、细辛、生姜温中、降逆、止泻，以葛根疏降阳明热郁，赤芍双清甲乙，六味丸清润乙木、敛收金水，甘草入中土。中气未补，恶心、劳碌不得改，后以六君加减，痊愈。

一男子年五十，色欲过度，咳嗽吐血，脉虚而无力。医以贝母等药清肺；六味丸加紫河车补肾，遂致肌肤消瘦。又一医以河车、人参、天（麦）门冬熬膏，日饮三五大杯，后以参、芪带消痰行气药服之，病虽少愈，而喘满不能行动，但饮食不减。至春咳嗽又甚，知其肾之脾胃虚也。谓从后来者为虚邪，湿热在肺胃之间，久久不治必变中满，宜保定肺气，使母令子实。用人参二钱、白芍一钱、五味子三分、干姜炒七分、肉桂五分、炙甘草五分，水煎，热服呷一口，少顷又进一口，庶药不至下行，服三十帖，痊愈。

任注：色欲过度，阳气大泻，中气大亏，脉虚而无力。肺虚相火不降，出现咳嗽吐血。医以贝母清肺，又以六味地黄清敛金水。由于症为伤阳，却用寒凉，以为能收引，实是阳不能生，阴不能长，遂致肌肤消瘦。

"又一医以河车、人参、天（麦）门冬熬膏，日饮三五大杯，后以参、芪带消痰行气药服之，病虽少愈，而喘满不能行动。"这是因脾肾寒湿，肺胃之气不降。不温中暖下，枢转中土，肺气是降不下的。后以干姜、肉桂温中暖营，人参、甘草补中，白芍双清甲乙，五味子敛收肺气，徐进，得愈。

一人素泄泻，诊之心脉微洪，肾肝脉俱虚。单治泄泻，恐有土克水之患，用白芷三钱升动胃气；五味子五钱、人参五钱，补肺而生肾水也；白术三两、山药三两、甘草七钱、莲肉一两、白芍一两五钱，脾土健，泄泻止，而水土平矣。共为末，糊丸，每服五十丸，米汤下，愈。

任注：素泄泻，是中虚，肝脾陷泻，久必伤及元阳。水寒土湿，君火不降，所以心脉微洪。肾肝脉俱虚，是因久泻，下元已明显不足。用人参、白术、甘草补中气，五味、山药、莲肉敛收脾肺之精。白芍泻乙木以及君相之火，削其盗泄之势。稍加白芷引入阳明升散，为丸，丸以缓之。米汤送服，米汤益中。

本案可尝试用桂苓肉蔻理中汤加赤石脂、黄连，疗效可能会快于前方。

咳嗽七条

一人患内伤，出血盈盆，用知、柏寒凉滋阴降火。数月后，咳嗽痰甚、声哑，形容消瘦，脉轻按有力，重按无力而短涩，此乃肺气亏损，阳气消烁，极危症也。法宜补脾益肺，令土旺生金，金生水。用人参、甘草、五味子各一两，茯苓二两，生姜一两，半夏三钱，熬膏，白糖收之，时时噙之而愈。

任注：出血盈盆，出血名为伤阴，实为伤阳，必致中气虚寒，阳气大亏。不知温补中土，又用知、柏寒凉伐阳，使中气、中阳更虚。肺虚不降，津化为痰，咳嗽气逆。浮火不降，声哑消瘦。脉轻按有力，是血虚火浮。重按无力而短涩，是气虚血亏。以半夏、生姜、五味消痰，敛降肺胃之气；人参、茯苓、甘草补中气；白糖清肺补中。

一人咳嗽，肺脉大，二尺细数。用人参、黄芪各四两，生地一两，甘草三钱，服渐愈。

任注：肺脉大，咳嗽，是肺虚、肺气不收。金不能收必致水少汇藏，所以二尺细。金不能收，相火不收，故脉现数。以生地凉血滋木清风，参、草补中气，黄芪益营卫，补肺气，渐愈。

一人久嗽，三年诸药罔效。用补中益气汤加附子七帖，遂久不发。

任注：久嗽是因为中虚水寒，肺气不降，故以补中加附子得愈。

一人每日早晨喘极自汗，系中气不足。以补中益气汤加附子，五剂而愈。

任注：中虚不枢，早晨阳升，升而不降，故喘极自汗。

应清甲木相火，补中兼敛降肺胃之气。暖水可使阳归根，阳气归根，则不会喘极自汗。

补中益气汤之于本案，升麻是不应使用的，而且仅中气不足也不一定要加附子。

一人患痢，半年后发喘声哑，口中臭甚，头汗如雨，嗽声不出。医作痰火治，久而不效，是久病无阳，皆因脾虚生痰，不能统耳。用白术四两、茯苓二两、制半夏七钱、甘草五钱，姜汁二杯，熬膏，以白糖二两收之，噙至半月余，诸病减半，一月，痊愈。可见诸病贵调理脾胃也。

任注：患痢，肝脾郁陷，乙木郁于庚金。中虚未能得补，半年后，出现肺胃不降，相火炎上，致使发喘声哑，头汗如雨，中虚使嗽声不出。口中臭甚，是中虚真阳不位。医作痰火治，再伤其阳，原已久病无阳，再致中土大虚。为今之计，只宜甘缓培中，辅以收降肺气，使土能生金，金能生水。以白术、茯苓、甘草补土，半夏、生姜降肺气化痰，白糖甘凉，清肺收相火、补脾肺之气。从中土缓慢出发，中土得茂，则四象渐驯。

一孕妇痰喘，用生半夏一钱五分、五味子三分、麻黄二分，先将水煎滚后入药煎，不令太熟，热服，其喘即止。

任注：痰喘，麻黄开肺气，半夏降肺胃之逆，化痰，五味子敛收肺气，热服助汗，汗出卫泄气收，肺气得敛，

于是喘止。

五姐，年六十余，素忧郁劳碌，患自汗、寒热、咳嗽、痰重、胁痛、背痛、腰痛，口淡无味，脉右浮大，左沉细。此肺之脾胃虚也，宜补脾益肺，则肝木平而风邪自散。用人参一钱，白芍、半夏各一钱，肉桂二分，五味五分，炙草五分，姜三片，水煎乘热服。二帖后，用四君子加半夏姜汁炒一钱、五味二分、白芍一钱、杏仁五分、百合一钱，渐愈。

任注：劳伤中气，忧思伤脾，郁则伤肝，脾湿肝郁，中气亏虚。中虚脾湿，致口淡无味。中虚不收，致右脉浮大。肺气不降，致咳嗽、痰重。君相不降，致自汗、寒热。乙木不疏，致胁痛、背痛。肾气不足，致腰痛。水涸木枯，左脉沉细。用肉桂、白芍、生姜疏清甲乙，止疼痛；人参、甘草补中气，半夏、五味、生姜降肺胃之气、化痰。二帖后以四君补中，百合清肺气，杏仁泻肺气，五味敛肺气，半夏、生姜降肺胃之气、化痰，白芍清甲乙。渐愈。

吐血五条

一人久痔后，咳嗽连声不绝，吐血、泄泻、潮热，不思饮食，脉数无力。用保元汤四五服，虽效而咳嗽不止，用补中益气汤加附子，服十数帖而痊。

任注：久痔，乙木陷于庚金，温气郁集，出现痔肿。中土不枢，肺气不降，咳嗽连声不绝。阳明不降，出现潮热。脾陷致泄泻，中气虚弱，现不思饮食，脉数无力。用保元四五服，补益脾肺，因未及脾肾，所以虽效而咳嗽不止。改用补中加附子暖水土，渐愈。

一人吐痰带血，微热不食，后加腹痛，痰稠臭不可闻，脉微数无力。用四君子加陈皮、当归、干姜各一钱、附子二钱，煎服愈。痰之本在肾，无脾虚，痰从何来？

任注：痰者，肺肾之病也，中气虚弱，水不能化气而为饮，气不能化水而为痰，于是痰饮作也。腹痛是土湿木贼。肺胃不降，出现吐痰带血。中虚君相不降，致现微热不食，脉微数无力。痰郁作腐，痰稠嗅臭而不可闻。治以干姜、附子暖水燥土，四君子加陈皮补中，理降肺胃之气，当归润乙木，使症愈。

一妇因色欲过度，患咳嗽、吐血，脉虚无力，喘满不能行动，春咳嗽愈甚，此肾之脾胃虚也。从后来者为虚邪，湿热在脾肺之中，不治必变中满，宜保定肺气，使母令子实，病自愈矣。用人参二钱、白芍一钱、干姜微炒七分、肉桂、甘草各五分、五味子三分，热服饮一口，少顷又进一口，使药不至下行，服十数帖而愈。

任注：色欲过度，败中气与元阳。土湿水寒，肺胃之

气不降，于是出现咳嗽、喘满不能行动。中气虚弱，出现吐血、脉虚数无力。春肝木上升，木气侮金，肺愈不降，故咳嗽愈甚。用人参、干姜、甘草温补中气，肉桂暖营疏木，白芍双泻甲乙，五味敛收肺气。渐愈。

一士人吐血不止，众治罔效。曰：此有血条如指大在咽膈间，故血吐不止。用四物倍丹皮，肉桂用八钱，水煎服下，即吐血条长尺许而愈。

任注：吐衄之症，缘于胃气不降。胃气不降，缘于土湿。土湿之由，是因于寒水之旺。水寒土湿，中气堙郁，血不流行而凝瘀，蓄积莫容，势必外脱。胃气不降而离经之血无下行之路，是以上自口出。本案是瘀血在内，内有瘀血条长尺许，众治罔效，主要是医工不识吐血病机，而不是因为未识瘀血阻隔。本案重用肉桂暖营疏木，以丹皮凉血活血，以四物之当归养血，白芍泻乙木，川芎疏乙木，生地凉血滋木除血痹，使瘀血出而愈。

本案未以温中补土之味为主，愈后可能还会复发。

一人咳嗽吐血，日有碗余，众治不效。用血导血归法而血止。以八珍汤加炒黑干姜、五味子，十数剂而咳嗽亦安。

任注：咳嗽、大量吐血之后的调理，是温补中土，养血，辅以敛降肺胃之气。故以八珍双补气血，并以干姜温中，炒黑使降，加五味敛降肺气。

肿胀九条

一妇吐血后身悉浮肿，发热腹大，不思饮食，似疟，便泄，诸药不效。作脾虚阳陷于阴而不发越。用四君子汤加羌活、防风、当归、生姜，三帖而愈。

任注：失血气无所附，肺气不敛，外感则成风水，风水恶风，一身悉肿，或见发热。不恶风则成皮水或溢饮。腹大、便泄是己土湿陷。不思饮食是甲逆或中气虚弱，似疟是甲木不疏。以四君子补中气，生姜散水气，防风燥己土湿、疏乙木郁，当归养血润木，羌活发表。

本案也可试用小青龙加防已，送服附子理中丸。

一人大便燥结，腹大，肿胀，小便赤涩，口微渴。用山茱萸、山药、丹皮各七分，泽泻二钱，茯苓八分，熟地钱半，车前子、牛膝各一钱，十帖而愈。

任注：肺与大肠为表里，若金气不行，会肿胀，会大便不利；腹大是脾虚脾湿，脾湿与小便不利，亦会肿胀与大便不利。金郁或脾湿不运，均会出现乙郁，脾湿乙郁不疏，会致二便不利与腹大。相火陷于壬水，致小便赤涩。相火烁津，会致口微渴。

若为脾湿不运，金气不行，可试用黄芽汤加苏叶、杏

仁、泽泻、栀子、桂枝、丹皮。

若为金水不收，可用六味地黄加牛膝、车前子。以牛膝、车前利小便，使小便行。以六味地黄敛收下行，以润利大便，使大便行。

一少年中气不足，已成中满，六脉沉细而数。用人参、黄芪米泔水炒各五分，炙甘草三分，苍术八分，升麻三分，橘红、木香各五分，有痰加半夏，腹痛加吴茱萸半分，小便不利加牛膝一钱，肿加薏仁一钱，腹痛合和中散，渐愈。

任注：中满是土虚木郁，因虚致实。本案以参、草补中气，黄芪益营卫。苍术运脾燥湿，升麻升散，橘红、木香理中焦郁满。有痰加半夏降肺胃之气。腹痛是土湿木贼，加吴茱萸温寒、燥湿、止痛。小便不利加牛膝利水，肿加苡仁清金、利湿、补土，腹痛合和中散暖水燥土。

本案亦可试用黄芽汤加半夏、厚朴、苍术、防风、附子、神曲。

一妇四季发喘，喜饮冷水，遍体作胀，胸中饱闷，大便燥结，二年后求治。曰：此非肺实乃肺虚也。用四君子加半夏、五味子、芍药、杏仁、干姜、麻黄、枳壳，一服而愈。后复发，亦治以前药而安。

任注：发喘是肺气不降。肺胃之气不降，致使胸中饱闷。肺气郁闭，致使遍体作胀，君相不降，火烁津乏，致使喜饮冷水。以四君加干姜温补中气，芍药泻木郁。杏仁泻肺气，麻黄开卫闭，枳壳理气降气，理胸中饱闷。半夏、五味敛降肺胃之气。

一人病后腹胀，大便燥结。用八味地黄汤加当归、牛膝煎服而愈。

任注：病后腹胀是中虚不运，推动无力会出现大便秘结。金水不收，右路阴乏会出现大便结燥。治以八味丸加牛膝、当归，煎服，以八味丸敛收，加牛膝使之下行，以当归润乙木，使金水得行，大肠燥结得润、得通。

一妇，生二胎不育后，身微肿，饮食不思，月月下红水，大小腹痛作胀。用大补气血兼行气不效。后用平胃散加朴硝、枳壳、当归，二服，下血块一桶。后大补气血，一月后，红白血水间下不止。复用四君子三帖及参苓白术散而安。此是脾虚不能统也，然此本是血症，用药不效，一用脾胃药即愈，可见诸病断不可忘脾胃。

任注：中气虚弱，故饮食不思。肝脾郁陷不升，瘀血为患，致月月下红水，大小腹痛作胀。金郁脾虚湿盛，故身微肿。先用大补气血兼行气不效，是因金郁未行，瘀血未除。后“用平胃散加朴硝、枳壳、当归，二服，下血块一桶”，疏降金郁，燥土破结，使瘀血得清。但因朴硝攻破，使中气愈虚。“后大补气血，一月后，红白血水间下不

止”，是因中虚，肝脾郁陷，仍不能升达。复用四君子三帖及参苓白术散补中气而安。

一妇患中满，服利水消导之药过多，其胀益甚。用人参一钱，苍术、白术各五分，茯苓一钱，陈皮五分，薏仁一钱，益智三分，吴茱萸一分，服愈。

任注：中满是土虚木郁，因虚致实，己土不升，戊土不降。服利水消导之药耗阳伤气，中气愈虚，其胀益甚。治宜温补中气，暖水疏木，运行戊己。用参、术补中气，茯苓、薏仁利水渗湿，苍术燥湿运脾，陈皮理降肺胃之气，吴萸温中泻湿，开郁破凝，益智仁和中调气，燥湿温寒。服愈。

一人腹胀满，服补中、六君，其胀减十之六七后，误服打积丸，遂致饮食大减，肿胀复甚，脉细数。时当木旺不可治，遂以补中益气汤加干姜、肉桂各五分，附子七分，吴萸一分，姜水煎服，渐愈。

任注：因虚胀满，在服补益中气之味以后，其胀减十之六七。因误服打积丸攻伐中气，虚其虚，遂致饮食大减，肿胀复甚。其脉细数是中虚营弱，遂以补中益气加干姜温补中气，桂、附暖寒水疏木，生姜散水气、通经络，吴萸温中泻湿，开郁破凝。渐愈。

一人患单腹胀，调制将愈，后因恼怒复胀，口干、身热、食减，膻中近右痛，按之则止。用人参、炮姜、半夏各七分，白术煎苍术拌炒、茯苓各一钱，陈皮、神曲各五分，炙甘草、肉桂各二分，吴茱萸七厘，姜水煎服。

任注：单腹胀是土湿木郁，在调制将愈之后，因恼怒使肝气郁结，致腹胀又起。甲逆肺胃不降，出现口干，身热，膻中近右痛，饮食减少。治宜补益中气，暖水、燥土、疏木，本案用四君加干姜温补中气，苍术、陈皮、厚朴、半夏、神曲理降肺胃，荡涤陈宿。肉桂、生姜疏木、通经络，吴萸入肝、脾、胃经，化寒痰冷饮，去嗳腐吞酸，温中泻湿，开郁破凝。

噎膈二条

一老人患膈气，饮食不下，大便干燥，六脉浮而硬。用乌药四分，小茴香炒一钱，研末，肉汤调下二钱，饮食即进。三服后，用乌药三分，陈皮、苏梗、杏仁各五分，薏苡仁一钱半，煎服愈。

任注：肺胃之气不降，致膈气，饮食不下，大便干燥，脉浮。脉浮而硬是阳虚木郁，用乌药、小茴温起乙木，肉汤补脾精、润降胃气，使饮食即进。三服后，用乌药破肝郁；陈皮、苏梗、杏仁理降肺胃之气；薏苡仁清金利水，渗湿补土。木气得疏，金气得降，津液得行，于是症愈。

一中年妇人患梅核气。用二陈汤加川芎、当归、山栀、黄连、枳实、乌药、瓜蒌霜、旋复花、香附、桔梗，十数帖愈。

任注：梅核气是肺胃之气不降，津化为痰，而阻于咽，用半夏厚朴汤。若有木气为碍，清疏甲乙即可。本案用二陈加旋复花、瓜蒌霜、桔梗、黄连、枳实，清润理降肺胃之气、化痰去实，以山栀清相火，乌药、香附破肝郁，当归、川芎疏养乙木。后愈。

泄泻四条

一人脚膝常麻，饮食多即泄泻，此脾虚，湿热下流也。用补中益气汤加防己、黄柏而愈。

任注：肝脾不升，饮食多即泄泻。气陷不升，肝虚而郁，致脚膝长麻。用补中益气汤，补气升提使肝脾得升，加少量防己、黄柏清利湿气，渐愈。

一小儿痧后作泻二三年，体瘦、腹大、善食。此久泻伤肾，肾不纳气，肝木火起，脾无正火不杀谷，故作泻，瘦削成疳耳。用红曲丸加肉果三钱，服愈。

任注：痧后作泻二三年，是中虚脾陷作泻。乙郁甲逆，相火烁胃，所以善食。胃能纳而脾不能磨，吸收不了，脾虚腹大，饮食不为肌肤，所以体瘦。脾虚所以腹大，病久成疳，用红曲丸加肉蔻温行中土、荡除陈宿，使中土得运，疳症渐消。

一人作泻或便脓血，后重。用温肺汤去五味子、细辛，加木香、黄连、当归。盖肺与大肠为表里，肺气闭塞不能下降，温之开之，俾下达也。此邪在下焦，因其势而利导之。

任注："作泻或便脓血、后重。"本案之滞下是因为肺虚肺气不开。故用温肺汤去五味、细辛，温益肺气。肺与大肠为表里，肺气闭塞不能下降，温之开之能使肺气下达。再加木香行滞，黄连清心火，当归润乙木。

一妇人有孕，常作泻，久泻属肾。用白术四两，煮熟，甘草一两炙，山药二两炒，杜仲姜汁炒、松花炒七钱，米糊丸服愈。

任注：有孕作泻，是脾不得升，陷泻于下。用白术、山药、甘草、松花补中燥土，姜、杜仲暖水疏木，使久泻愈。

自汗三条

一人病，每夜头汗至胸而还，此阳不上升故也。地气

上为云，天气下为雨，阳升一分则阴降一分，阳升于巅，阴降于足，阴汗不下达，阳气不上升故也。宜补中益气汤加木瓜、黄柏。

任注：睡时阳气入阴。每夜头汗至胸而还，是中下寒湿，阳气于睡时不能潜降，集于胸至头的部位，蒸泻于营而为汗。可用半、蛎、麦、味、附子、黄芽，暖水燥土从右路敛收。本案补中益气汤加木瓜、黄柏补中气、清敛乙木，从左路着手，亦是一法。

一人病，痰涎壅盛，汗出不止，此脾虚不能摄痰而肺失所养，切不可作痰治，只补脾胃为主。用参、术、煨姜各二钱，半夏一钱，煎服愈。

任注：中虚，气不能化水而为痰，肺气不降，致痰涎壅盛。君相不降，致汗出不止。治宜补中降肺胃之气，化痰。案中使用参、术补中，半夏、生姜降肺胃之气，化痰。若将参、术换成黄芽汤，会更好。

一少年汗出三年不愈。用棉花子炒焦，泡汤服，四五日汗至脚，腿能立，以补中、归脾等汤调养而安。

任注：汗出三年不愈，血汗同源，同出于中焦，汗多伤阳，可知必阳虚、中弱。可用六君加干姜、黄芪、白芍、山药、龙骨、牡蛎、五味、山萸肉。棉花籽炒焦，香，入脾肾，暖水、燥土、补中、敛收，所以汗收，腿能立，后以补益中气之法调理而安。

喘一条

一人喘病，服清气化痰诸药不效。此中气虚寒，阳不上升，而浊气不下降故也。用人参、炒干姜、白术、炙草、白芍各一钱，五味五粒，无汗加麻黄，有汗加肉桂，愈。

任注：喘是己土湿郁，肺胃不降，气逆于上而为喘，喘多有乙郁甲逆。有外感风寒者，用小青龙汤。痰涎上壅者，用厚朴麻黄汤或射干麻黄汤。中虚无外感者，可用苓甘五味姜辛汤系列。本案可适用苓甘五味姜辛汤，若中气虚明显，也可使用六君姜辛味汤加杏仁。

本案用方是理中汤加白芍、五味子，是六君姜辛味的简化版。

文中列出有汗、无汗是否有些过虑？喘而汗出仍可使用麻黄，有汗者麻黄可少用。肉桂暖营疏木，无汗也可使用。

本案也可考虑使用小青龙汤加附子，另外细辛、半夏对于中气虚寒的喘证是必要的。

大小便不通一条

一妇前阴肿痛，上攻小腹，肚痛作胀。医以为实热，

用大承气下之不愈，小便又不通，以五苓散利之，二便皆闭。脉弦迟无力，知其病在厥阴，真阴寒之症也，因用药之过，乃阴盛阳虚所致。欲利小便，必先通其大便。遂以肉桂、干姜各一钱，吴萸三分，升柴各五分，煎服，大便遂通。后以升麻五分，葛根、赤芍、干姜、肉桂、槟榔、木通各一钱，吴萸三分，小便通而愈。

任注：前阴是水木之界，前阴肿痛，上攻小腹，以致肚痛作胀，是乙木郁于寒水。以大承气下之，重创中阳，使趺阳负少阴，膀胱无气化则不行，于是小便不通。五苓散行太阳之气，终因少阴肾水寒冱，不暖寒水却去行散太阳，致使二便复闭。脉弦迟无力，是水寒土湿中虚。治宜暖水燥土，疏达乙木，可用当归、四逆、黄芽加泽兰、桃仁、附子、乌药、吴萸。

本案用吴萸、干姜温中破滞，肉桂暖营疏木，升麻升散，柴胡疏甲木，使大便通。又以吴萸、干姜、肉桂温中暖营疏木，加升麻、葛根、赤芍、槟榔、木通，又得小便通，遂愈。

眼痛一条

一人眼痛，大便难解，已服大黄半斤，眼微退，便渐溏，或闭。调理二月，舌口燥，内热，烦闷，腰如火烧，胸膈痛，一日一吐，诸药不愈，发热自汗。五月后复邀治，曰：此内伤不足症，再用凉药必死矣。病者曰：吾乃火也。

又已后，又求治，病势已危，予言之仍前，病者始信。予曰：须得人参三五斤可也。初用保元汤加附子、干姜、肉桂、白术、当归，四帖微汗，将至五帖而身舒畅；至三十帖，参斤半，大便顺，身热退，而怕寒，后更加鹿茸，服参三斤；来年六月间，仍不能去棉衣被，服附子七八十、参、桂、姜、鹿角胶各用十斤，方痊愈。

任注：眼痛是乙郁甲木为患，大便难解是乙木不疏。服大黄泻营分温气，坏中焦之阳，肝寒乙木不能升，脾陷大便为溏。中气虚弱，大便无力推送，或闭。调理二月后，甲逆肺胃不降，致使舌口燥，内热，烦闷，胸膈痛，一日一吐，发热自汗。三焦相火下陷，致使腰如火烧。此中虚，肝脾不升，肺胃不降，须暖水燥土，力补中宫。用人参、白术、甘草补中气，大枣补脾精，当归益营，肉桂暖营疏木，附子、干姜暖水燥土，黄芪益营卫。至三十帖，大便顺，身热退，阳气敛藏而开始怕寒。加鹿茸、鹿角胶温阳养肾，回损，渐愈。

经水二条

一妇素善怒，左胁下有块，经行时，先一二日，且吐且下。此肝木乘脾，脾虚生痰，不生血耳，宜理脾为主。用白术二两，半夏五钱，水煎，入生姜七钱，共捣烂，焙干，入沉香末二钱，和白汤，时时服之愈。

任注：善怒肝郁，郁结不疏致胁下痞块。经行之时，先一二日，因肝气郁满，胃腑莫容，出现且吐且下。木盛土必虚，治宜疏木补土，消痰破结。

本案用半夏、生姜散痰水，理降肺胃之气。用沉香破气滞，白术补土而愈。

一妇人经行作痛作胀，行后又痛又胀，如是二年矣。大便燥，小腹微痛，微嘈，肝脉弦滑，余皆沉细而缓。弦乃脾土不足，滑乃湿不流也。用参苓白术散加松花、木香，以行其滞而渐愈。

任注：经行作胀作痛是乙木郁结，疏泻不畅，因而肝脉弦滑。小腹微痛是乙郁不疏，微嘈是胃气不降。经行后又痛又胀，是血亏乙郁脾陷，虚痛坠胀，不能升达。如是二年，中虚甚也，因而余脉沉细而缓。中虚推动无力，故大便燥。用参苓白术散补中气，加松花、木香温行其滞气，渐愈。

产后三条

一妇产后受湿，便身疼痛，众以风药治之，遂致卧床不起，手足渐细。此产后气血虚，而风药愈损其气故也，治宜大补气血。用参、芪各一钱半，炙甘草、肉桂各一钱，当归三钱，防己五分，煎服愈。

任注：湿入皮腠，浸淫经络，经气不畅，便身疼痛。初发时可投桂枝理中加少量防风，啜热粥，覆衣，取微汗即愈。结果“众以风药治之，遂致卧床不起，手足渐细”。这是风药伤气，渐致不起；风药耗阴，遂致手足渐细。治宜大补气血，补中土养营，用参、芪、草补中气，肉桂、当归疏木、暖营、养血，防己利己土之湿。遂愈。

一产妇，遍身痛不得卧已经二月，痰多食减，众治不效。以参、归各一两，木香一钱，为末，酒煎，分为九次，服之而愈。

任注：产妇气血亏虚。食减是中气虚；痰多是肺气不降，津化为痰；遍身痛是营亏或受寒，以至于经气不疏；身痛不舒较甚，以致于不得卧。治宜补气血为主，以参、归补益气血，木香行滞，以酒通行经络，渐愈。

一妇人产后，小腹以下至两腿，痛不可忍，以绳紧缚两腿于床，略少愈，否则痛极。医以十全、理中俱不效。余询其因，云：孕五月后，惟好食油煎腊肉。遂悟曰：腊肉味厚，胎一去而血络遂闭。遂以理中汤分两七钱，重加油煎腊肉四倍同煎，顿服愈。

任注：以绳紧缚两腿于床，略少愈，属虚。产后气血亏虚，风木下郁，营血枯涩，疏泻不已，致小腹以下至两腿，痛不可忍。治宜当归四逆理中加阿胶、鹿角胶、黄酒、

生姜。

先以理中未效，后以理中却愈，是因孕五月后，惟好食油煎腊肉。油煎腊肉属血肉有情之品，可入肝肾之经滋补精血，补虚回损。加之理中温补中气以辅之，终使木荣风恬，所以得愈。

附自制丸方

和中丸 治鼓胀神效。

干姜四两（冬炒焦，夏炒黑），一两用人参一两煎汤拌炒，一两用青皮三钱拌炒，一两用紫苏五钱煎汤拌炒尽，一两用陈皮五钱煎汤拌炒尽。

肉桂二两，一份用益智五钱煎汤拌炒尽，一份用泽泻五钱同煮，一份用小茴香二钱同煮，一份用破故纸五钱同煮。

吴萸一两，一份用薏苡仁一两煎汤炒、一分用盐一钱同浸炒。

上为末，紫苏煎汤，打神曲糊为丸，如梧桐子大，每服因症轻重，随症作汤送下。

红曲丸 泻利日久，用此补脾健胃。

红曲三钱（炒） 锅巴一两（烧存性） 松花三钱（炒褐色）

上为末，入白糖霜，和匀服。红痢加曲，白泻加松花。

蔻附丸 治元气虚寒及脏寒泄泻。

肉豆蔻（曲裹煨） 白茯苓各二两 木香一两半 干

姜（炮）　附子（煨）各五钱

上为末，姜汁糊丸，莲芯汤下。

通神散　治嘈杂，胸中割痛，三服即愈。

白术四两　黄连四钱　陈皮五钱

上为末，神曲糊丸，临卧津咽三四十丸。

附：查了吾正阳篇选录一卷

（已见慎斋书者俱不录）

明·查了吾　著
清·陈嘉璴 注解
民国·方伯屏 鉴订

内伤，右脉紧，先用温肺汤二三剂，肺气旺，木邪散，而后可用补中益气。

任注：内伤，右脉紧。右寸紧，可用温肺汤温肺散寒；右关尺紧，是水寒土湿，治以暖水、燥土、补中气。

脉缓若春杨柳，善状胃状者也。六部俱如是象，则俱有胃气。

任注：春杨柳，条达而柔弱，是舒缓之象。若六脉皆含如是象，是木荣、有胃气。

脉紧数者，紧为表之阳虚，数为里之血虚。

细数者，细则无水，数则有火。

任注:紧为寒，或为寒束。数或为气虚，或为血虚，或为热、为阳。细数者：细则血少，故曰无水，但少阴症，脉微细，不是无水；数者频动，数多阳盛而为腑，但中虚脉数不是火。

短数者，短则肺气虚，兼之数则火克金矣。

任注：短则气病，肺主一身之气，肺脉短是常脉，明显的短则是肺气虚；短脉亦有实者，临证需要注意。肺气虚兼数，多相火不降，相火不降会出现相火烁金。

迟一至者，气血俱虚，不能周流。

任注：迟一至者，为损，是气血俱虚。

浮有沉无，阳气将脱。

任注：阳气浮而不能潜藏，脉现有浮无沉，是无根，有将脱之虞。

凡脉，浮取不得，为阴中之阳虚；沉取不得，为阳中之阴虚；未至而至者，为实邪；当去不去者，为虚邪。

任注：浮取不得，是沉，沉为在里。沉取不得，是浮，浮为在表。浮沉可以定表里，不可以定阴阳。未至而至者

（此指脏腑的器质和功能还未出现病变，但病邪已经开始入侵了，为正气未虚，邪正交争，为实邪），其中有数脉，数脉不能全定位为实邪。当去未去者（此指病邪已经侵入脏腑经络，当祛病邪而病邪未祛，为正虚邪恋，是虚邪），是不利，不能全定位为虚邪。

鼓胀病，得洪大脉，是阴病见阳脉，为易治；若得短涩脉，是阴病见阴脉，为难治，阳气大虚也。

任注：鼓胀，是气鼓、水胀。水化气，气不得升而滞于下为气鼓；气化水，水不得降而停于上为水胀。得洪大脉，是气不衰，为易治。见短涩脉，是气衰不利，为难治。

按：中气之“中”，即老子“多言数穷，不如守中”之“中”。文始先生问何谓守中？老子曰：中者中宫也。在母腹中，脐带与母脐蒂相连，暗注母气，母呼亦呼，母吸亦吸，绵绵十月，气足神备，脱蒂而生。脐间深入三寸谓之中宫，即林子所谓脐带一寸，而几希性命即落于我之真去处矣，既之而在于天地之间；既之而在于肉团之心；又既之而散于耳、目、口、鼻、四肢、百骸者是也。亦曰黄庭，男子谓之气海，女子谓之子宫。所谓中气，即此中宫、气海中之元气也。又曰肾间动气，又曰阳气，又曰先天一气，又曰水中金，又曰真火，又曰坎中之阳，又曰真铅，其实即此一气。补中不过补此，益气不过益此耳。

任注：阴阳未判，一气混茫，气含阴阳，则有清浊。清升为阳，浊降为阴。清浊之间，是谓中气。清升化火，未化火为木，浊降化水，未化水为金。木火金水，是谓四象，四象即阴阳之升降，阴阳即中气之浮沉。分而言之曰四象，合而言之曰阴阳。分而言之曰阴阳，合而言之曰中气。

心肺为阳，阳中有阴，故上行极而下。肝肾为阴，阴中有阳，故下行极而上。中气上升于肺而为气，从肺回下则化为血。人身胃气升降，而气血自然生生不已。

任注：心降，心为火。肺降，肺为金。肝升，肝为木。肾升，肾为水。

中气清升浊降，升极为火，半升为木。降极为水，半降为金。

清阳上升，则变否而为泰，上焦邪火自退，而阴自长，此自然之理。

任注：清升浊降，不是否象而是泰象。浊降，上焦相火自退。清升，阳生则阴自长。

素目病而今愈者，阳气达于目也。素咳嗽而今愈者，阳气达于肺也。余可类推。

任注：若仅因阳气不到而目病，今阳气达于目，则素目病而今愈。但若阳气不行，会阳集为火，阳气集于目则是目病，而不是目病愈。若目之阴分不足亦目病，应益阴，此时若阳气达于目反会致阳盛阴亏。素咳嗽今愈说亦是如此。

内伤久病，必转病而后阳气活动。脉弦转疟方愈；脉缓转痢方愈；肺脉不足转伤风咳嗽方愈。寒热似疟是少阳经阳气通也；红白似痢是阳明经阳气通也；伤风咳嗽是太阳经阳气通也。阳气通，则病自退。

任注：内伤久病，必先扶中气，中气得复，右关转缓，而后木升金降。

“必转病而后阳气活动”，阳气是一直都在活动，不可能不动。在服用补中益气以后，中气得补，必助清升浊降，使症状发生变化。

内伤病治疗，在作者那个时代，对于中虚多普遍守服补中益气汤汤头而不变化。守服后，于是出现阳生得助，甲脉弦旺转疟；中气得补，湿气下行转利（痢）；肺气得复，寒气外出转为似伤风咳嗽。

“脉弦转疟方愈。”脉弦是甲乙之脉，转为似疟是甲木少阳转旺、出现得以抒发的发作机会，发作后少阳得到和解，则病愈。

“脉缓转痢方愈。”脉缓是中土戊己之脉，转痢是转为下利，即泄泻，不是痢疾。中气渐旺，脉缓，湿邪下排外出，使病向愈。

“肺脉不足转伤风、咳嗽方愈。”肺主气，服用补中益气，营卫之气得补，使风寒之邪外散，出现类似伤风、咳嗽的症状。

对于内伤久病首需补中，当时慎斋学派的医工多守方使用补中益气汤。补中益气汤方中没有暖水燥土之味，除少量陈皮以外没有理降金水之味。没有疏乙木之味，除柴胡外没有理甲木之味，但却加有升麻入阳明经辛凉升散。升麻对于手阳明升举为顺，因为手阳明主升。但对于足阳明进行升举却为逆，因为足阳明主降，所以此时使用升麻是有害的。不妨细看升麻药性：升麻，苦、辛、寒、微甘，入胃、大肠经。利咽喉止疼痛，消肿毒排脓血。辛凉升散，解肌发表，最能解毒。升麻性升提，入手阳明为顺，入足阳明为逆，因为足阳明以降为顺。治咽喉、口、齿、舌病（手阳明经），兼加清降之味，自高下达，引火归根。肛门肿痛脓血，亦宜升麻。若为足阳明病，悉宜降味，不宜升麻，惟用于涌吐方剂中乃可。

阳气下陷，阴火上升，热伤元气，肺气不足，故胸满而喘。若认作有余之火，用桑白皮等泻之，是益虚肺气也。大法云：下之即死。此之谓也。

任注：肺气不降，浊气逆升，故胸满而喘。此时上部之火为无根浮火。若认为是有余之火，以桑白皮等清泻肺气，肺气在浊气不降的情况下受到清泻，只会使喘满加剧。

头为诸阳之首,病人头重，阳虚不能撑持也。

任注：病人头重，是阳气不升。阳气轻清，阳气升散，升散则头不重。所以头重是阳气不能升达，或是阳虚不达，或是湿阻阳郁。

上部有余则泻心，不足则补肺；中焦有余则泻脾，不足则补胃；下焦有余则泻肾，不足则补命门火。

任注：泻心即泻心下，降阳明，若肺胃不降出现有余可泻心。上部不足是心肺不足或阳不足，若为肺不足，肺主一身之气，故气不足可补肺气。中焦有余有很多情况，如胃腑伤食、脾经湿热，不是有余则泻脾。中土不足包括受纳不足或消磨不足，因此不足要分清脾与胃，不是不足则补胃。下焦有余也有许多情况，如大便秘结，小便淋涩、癃闭，不是泻肾。不足若是敛收不足，就要敛收金水，而不是补命门火。

一病，两尺脉沉微，脾胃脉弱，肺脉按至中沉，涩不利，此火不能生土，寒在下焦，痰在上焦，必转咳嗽，然后阳气升发，方为好兆。

任注：脾胃脉弱，是中虚阳亏。右尺脉沉微，是命门火虚。左尺脉沉微，是水寒肾水不足。肺脉按至中沉，涩而不利，是肺气不利。肺气不能化水，易为痰，浊气上逆，必生咳嗽。治以温补中土，暖水疏木。

《经》云："阳病见阴脉者死"，谓阳衰而阴盛也；"阴病见阳脉者生"，谓邪退而阳得复也。阳之重也如此。

任注：曾是阳症，忽见阴脉，是脏腑运行出现不足或寒，是阴进阳退，但仍需具体分析。曾为阴症，忽见阳脉，是脏腑运行趋向通畅，阳渐进而阴渐退，为向愈。以上只是大致判断，还应该细察。

一人，每夜颈项强硬，喉痛，舌干吐痰，至天明诸病皆退，此阳虚不能上达也。盖夕则元气下潜于丹田，上焦阳不足，故阴火炽于上而生诸疾；至旦阳升，从丹田上行于首，阳升阴降，故病退。治以补中气为主。

任注：入夜，天地阳气潜藏，阴气向隆，人体内寒呼应，阴霾上乘，致颈项强硬、吐痰。阳不能降，遂致喉痛、舌干。至天明天地阳气上升，阴气下潜，人体阴霾亦下，于是诸病皆退。治宜暖水燥土。

头之上痛属肝，用川芎；两旁，川柴胡，属胆也；脑后属少阴，用细辛；正额两眉属太阳阳明，用白芷。

任注：巅顶痛是厥阴不舒，用藁本、川芎疏木，直达巅顶。少阳走耳额两侧，少阳不舒，用柴胡疏解少阳。脑

后属太阳寒水一经，太阳经不舒，用辛温发之。细辛辛温，入肺、肾经，降冲逆止咳，驱寒凝降浊，清气道，通水源；利肺胃之壅阻，驱水饮而逐湿寒，润大便而行小便；利鼻壅，去口臭，除齿痛，皆其行郁破结，下冲降逆之力。正额两眉属阳明，阳明主面，用白芷辛温，引入阳明。

一人，十月间患似伤风症，医用发散药；又一人，寒热似疟，亦用发散药，俱亡。此系冬时温暖，阳浮于表，又为暴寒所折，阳气不能收敛于下，故或似疟，或似伤风，又用发表，至阳气脱尽而死。皆宜用温肺汤，开豁肺气，助阳下行而收敛，庶不枉人性命。

任注：冬时温暖，阳气当收不收而浮于表，里阳必然不足。突为暴寒所折，出现寒伤营，营郁发热，卫闭恶寒，所以证似伤风，又寒热似疟。由于阳不能收而浮于表，又用发表药再散，发汗后阳气再失，于是阳亡，阳亡于是人亦亡。

治宜补中、暖水、敛收，使阳气归原。受暴寒之时，可以生姜汤送服附子理中丸。

久病而忽梦遗，是湿热注于膀胱而泄，火气得以下行，犹为佳兆。若房劳，则心之相火动，真精一泄，祸将滔天矣。

任注：久病而忽梦遗，应先观中气。若水寒土湿，肝脾郁陷，相火下动，梦遗，是病，应暖水、燥土、疏木。若中气可持，阳气来复，水满则溢，却为顺兆。若房劳，是精泻阳衰，水寒而精不得守。若一遇念头，精即泻出，精泻使阳更衰，是伤精之人之病进。

凡厥，寒热未明，先与冷水一口试之。若腹中痛者，寒也；腹中爽快者，热也。辨之易明。

任注：厥症先与冷水一口，看其饮下反应是厥证辨别一法。为更加准确，还要进一步观察，看是身轻、目张、声响、口臭、气促、舒展、面向外、揭衣，还是身重或身蜷缩、目闭、声静、无口气、呼吸平稳或微弱、面向内、覆衣等，有语言是谵语还是郑声。察色按脉，先别阴阳，再进一步问诊，看是属于气、血、痰、食之厥，亦或别的情况。

病人汗出，齐胸而止者皆险症，至腰以下者稍可，至足者方为佳兆。

内伤，口苦、舌干，非人参不能生津液。

任注：病人汗出齐胸而止者，是阳气在上，中下阳弱。汗至腰以下已过肾，为已无碍。汗出至足者是清阳已发至四肢，足之三阳可降，三阴可升，卫开营泄而为汗。内伤口苦、舌干，是相火烁津。清其甲木，以人参补中气生津。

内伤，大便不通月余，亦不欲去，饮食至多而皆化者，以五脏六腑悉皆燥火，水谷被火销烁，直待久久，脾气渐旺，邪火渐衰，始成糟粕。须至糟粕欲去而不能，可润大肠以导之。

任注："内伤，大便不通月余，亦不欲去，饮食至多而皆化者"，是因寒水之枯与相火之旺。寒水之枯，使小便数而大便难，膀胱津涸，脾胃失润，因而脾气约结。相火之旺使少阳甲木枯涩，致胃腑燥热，热使"饮食至多而皆化"，燥使大便艰难而不能外排。火旺水枯，致使多日不便而无所苦。

"月余不通，亦不欲去"，若饮食至多，旬日之内必会有大便，否则会撑胀难忍。

内伤病久，调理得法，阳气活动，必致转病而后愈。

任注：阴阳消长，正邪进退，随着治疗的行进，会出现不同的症状。不必在意一定要去安个什么病名，要多观象而少用名相。

外感酸则补肝，内伤酸则泻肝，盖酸苦涌泻为阴。外感风寒是为有余，泄去邪热，肝血自和，所谓补也。内伤阳气下陷为不足，反用酸泄，岂不伤而又伤乎？

任注：肝郁之时，肝欲散，辛可发散，食辛以遂其性，遂其性为补，故曰用辛补之。逆其势为泄，酸为收敛，收敛是逆其欲发散之势，故曰酸泄之。若肝脉涣漫不收，此时宜温养、敛聚以复其条长之性，复其性为补，此时酸敛则变成了补。当肝风浩荡、不能收持之时，此时用酸泻其势，使回到其本位。回其本位为补，故曰以酸泄为补。综上所述，是教人不要在意名相，是教人不可持二元论，是教人要道法自然。

内伤阳气下陷，治宜温补中土、暖寒水、疏升肝木，使阳生阴长。若反用酸泄，是坏其阳生，故曰伤而又伤。

内伤阳气下陷，大便或燥或泻，燥愈于泻也。

任注：内伤肝脾郁遏，乙木不能疏泻，于是大便燥结。内伤肝脾郁陷，乙木盗泄于下，于是大便泄泻。若大便由燥结而转泻，是燥愈于泻。

凡六味地黄丸，必脾胃燥者方可，若湿者用之，必水来侮土，反加泄泻矣。

任注：六味地黄丸，凉血、滋木、清风，敛收右路金水，但要土燥，燥金行令，胃降肺降，才能有金收水藏。如果土湿，则会木郁，水木不升，此时治应燥土疏木，而不能使用六味地黄丸。若不予疏升上达，反投六味地黄丸予以下收敛降，则会出现肝脾陷泻。

此条论述，已比较精准地阐明六味地黄丸的使用依据。

筋骨痛，木妄行也，木之旺，金之衰，治宜温肺汤。

一人头痛，温肺汤加归。凡头痛属血虚，归得细辛上行头目，补血故也。

任注：木郁欲疏泻，疏泄不行而强欲疏泻，肝主筋，于是筋骨痛。木郁不能升达而必须升达，所以出现所谓的木旺，实是生气之衰。乙郁甲逆，胃胆不降，金令不行，即所谓的金之衰。治以疏木补中，降肺胃之气。

一人头痛，是因为肺气虚与肝血不足，治以温肺降逆，用温肺汤，加细辛由肺及肾降逆气，肝血不足加当归养血润乙木。

今之明者知保脾矣。然四君子之甘温，能守而不能走者也。故或用二陈以燥湿，或以木香破滞，或以砂仁醒脾，或以神曲去旧生新，补而兼之以行，则补者方可成功。若不明此而一于补脾，则脾胃湿热固结而不散，或呕吐泻利，或胸膈饱闷，岂能免乎。

任注：此言补益中气需注意补守之中要兼走行，但并不是每案皆须如此，在中虚需要适当壅聚之时，补即可行，因而不需兼之以行，所以就不要再加入走行诸味。药是对着症来的，不是对着套路来的。只要注意脾升胃降，中土需要枢转即可。

眼黄由脾经湿热，黄乃土之色。痰色黄者，亦然。

任注：肝主五色，入土化黄。土湿木郁，湿气不能从发汗、利小便而出，转而淫渍于肌肤，肌肤发黄，出现眼黄。肝主五色，入脾感于痰则痰黄，入肺感于痰则痰白，入肾感于痰则痰黑，自入感于痰则痰青。

四肢倦怠由脾湿，宜用苍术。

任注：四肢秉气于脾胃，倦怠是中气虚，四肢失秉。中虚若有明显脾湿，致使脾湿不运，可加用苍术运脾燥湿。

用木香破滞气，苟无滞气，必损真气。

任注：木香行滞，可破癥瘕积聚。然中气应有适当的聚集，即所谓不郁不盛。若中土无积滞，用木香破滞则必损中气。

吐用沉香，取其沉重下行，补命门火，使肾纳气，气不泛上，吐自止矣。

任注：沉香芳香性沉，能理降肺胃之气，故可治吐。在降肺胃之气的同时，君相之火可随之下行，但沉香没有补命门火的作用。

一妇病善食，食不消，腹痛，用理中汤，反致火炎上。嗳冷气，此肾水泛上，中焦虚寒，格阳于上也。丹田无火，

火在胃脘，故能食；脾虚，故食不消而痛；理中固中焦之气，火不得归原，故反炎上；肾水不能下降，故嗳冷气。乃用熟地安定肾水不使上溢，茯苓、山药补脾渗湿，当归润阳明之燥，小茴行下焦之滞，沉香降火归命门，参、草补中，则水火归元，各安其位，无水上泛滥之患矣。病痊。

任注：二阳结，谓之消，相火烁胃致善食。肺胃不降致使君相不降，肝脾不升是因脾肾湿寒。脾肾湿寒，故食而不消、嗳冷气。理中者，理中气，用于中土虚寒。此证是脾陷胃逆，胃热脾寒，所以用理中汤，反致火炎上。治宜芩、连、干姜、人参、甘草。芩、连清降君相之火，干姜温脾，参、草补中气。本案中，因脾肾寒湿，似不宜使用熟地、山药。

一人右腹胁硬一块，服温药则火动；寒药则胀硬；补药则胀满。此皆肾不纳气也。用茯苓、山药、熟地、小茴、当归、人参、沉香，纳肾气而愈。

任注：右腹胁硬一块，是木不得升达而积聚于此，治应疏升，所以以温、以寒、以补皆不受。用人参补五脏，包括肝脾之气。小茴、沉香温疏乙木，当归养肝，茯苓燥土，山药敛收、熟地归肾。

凡咳嗽久不愈，宜求肾纳气。

任注：咳嗽久不愈，是中虚脾肺不交，土湿水寒，肺气不降。治当补中燥土，敛收肺气，如六君姜辛味汤。

吐血宜茯苓泻心汤，肺中发出火邪，金不受克，病自易疗。若用寒凉降火，脾土益虚，迁延咳嗽，遂成痨瘵、喘胀、泄泻，死者多矣。

任注：血敛于肺而降于胃，胃气能降，则不会吐。吐血是因胃气不降，胃不降缘于土湿，土湿是因寒水之旺。水寒土湿，中气堙郁，血不流行，凝瘀紫黑。蓄积莫行，势必外脱。上逆者发为吐血；顺肠道而行者，发为便血。凡呕吐瘀血，紫黑成块，皆土败阳虚，中下湿寒。其血色红鲜者，则缘肺热，然始因上热，究变中寒。若用寒凉败火，则寒湿愈增，一旦土崩阳绝，则性命倾殒。所以本案提示："若用寒凉降火，脾土益虚，迁延咳嗽，遂成痨瘵、喘胀、泄泻，死者多矣。"

疟疾以分解为主，柴苓汤对症之剂。痢疾以去湿为主，胃苓汤对症之剂。久不愈，皆从脾胃调理方为正治。

任注：疟疾是阴邪闭束，郁其少阳之卫气。先伤于寒而后中于风，先寒后热，是谓寒疟，可用柴胡瓜蒌桂枝汤（柴胡、黄芩、桂枝、瓜蒌、干姜、人参、生姜、甘草、大枣）。寒多热少或但寒不热，用柴桂黄芽汤（柴胡、桂枝、干姜、人参、甘草、茯苓）。先中于风而后伤于寒，先热后

寒，是谓温疟，可用柴桂白虎汤（柴胡、桂枝、生石膏、知母、梗米、甘草）。温疟之重，但热不寒，是谓瘅疟，可用柴胡白虎汤。久疟不愈，结为癥瘕，名曰疟母，用鳖甲煎丸，或减味鳖甲煎丸（柴胡、黄芩、人参、半夏、干姜、甘草、桂枝、白芍、丹皮、阿胶、桃仁、大黄、葶苈子、鳖甲）。

痢疾里急后重，是乙木庚金之郁，不是仅去湿。若为泄泻而非痢疾，则治以燥土疏木，面上是去湿，去湿仅是表象，不能说是以去湿为主。

本部文稿中有多处出现痢疾的名词：一，可能是指里急后重、脓血滞下的现代痢疾。二，可能是指泄泻，因为泄泻古时称下利，利、痢不分是可能的。

痢，脾家湿热也。若里急后重而身不热，饮食如故，此真痢也。为脾有余，先宜疏利，后用黄芪芍药汤调理。若饮食少进，精神短少，四肢倦怠，此内伤似痢也。为脾不足，宜补中升阳为主，调中益气汤主之。凡治痢疾，腹痛后重，红白俱无，惟大便不实，而次数尚多者，宜参苓白术散，补脾利湿。凡痢疾一见表症，必先解表而后治痢。若表不解，则邪将传里，难愈。故发热身痛，邪在太阳，参苏饮；寒热往来，邪在少阳，小柴胡为主；身热目痛，鼻干不眠，邪在阳明，宜以葛根汤主之，必表邪解，而后无传变之患。先泻而后痢者，脾传肾，乃脾气下流，湿热来于肾也。先痢而后泻者，肾传脾，乃肾不受邪，复返而之脾也。先泻而后痢者，黄芩芍药汤加四苓散；单痢只用前汤。盖黄芩清大肠之热，芍药收阳气而敛大肠，红多加当归，是湿热入于小肠也；白多加苍术，是湿热入于大肠也；里急后重加槟、香，或承气汤。行气则后重自除，调血则便脓自愈，此是治痢要诀。

久痢身肿者，邪外发也，易治。痢久胀满，邪内攻也，难治。

内伤痢疾，阳气下陷化为燥火，肛门肿痛，必得阳气上升，而后邪热可愈，补中益气加苏、杏。

任注：痢，若为泄泻，则治以燥土疏木。若为里急后重、脓血滞下之痢疾，则应按现代痢疾概念理解。痢疾是乙木庚金之郁。痢疾湿寒为本，湿热为标。病在少阴，始终是寒。病在厥阴，中变为热。总因太阴之湿。土湿而水侮，则郁而为湿寒。土湿而木克，则郁而为湿热。病在少阴，用桃花汤。病在厥阴，用白头翁汤。一般可用桂枝、白芍、丹皮疏乙木，用苓、泽、甘草燥土，用陈皮、木香理降肺胃之气，用肉苁蓉荡涤陈宿，使滞开痢止。

表证见泄泻，太阳病泄泻发热，用人参败毒散或桂枝理中汤。太阳阳明合病下利，用葛根汤。少阳病下利，用黄芩汤。

一妇痢疾身热，作真痢治，烦躁益甚。用附子一钱，白术、干姜炒黑如之、甘草五分，服下身凉，额上冷甚，痢遂止。夫身热者，阳浮于上也；烦躁者，阴寒内甚，格阳于外也，附子理中汤回阳归命门，而逐阴寒于外，所谓

进阳火退阴邪也，故效。

任注：水寒土湿脾陷，阳浮而不能敛收，遂现身热、烦躁。服药后，阳气潜收，遂现下身凉，额上冷甚，利遂止。

痰晕作喘不宜用白术，恐重滞而气不下降也。

任注：中虚水寒土湿，脾湿不升，肺逆不降，肺逆则作喘生痰。可用六君姜辛味加杏仁、附子止喘，白术还是可用的。

一妇人久病，气从小腹起直通至喉咙而还，每日痛上痛下不止。此中气大虚，脾胃亏损，肾水侮土，泛滥横行，不治之症。

任注：奔豚症，用桂枝加桂汤。中气虚加理中，或用桂枝理中汤。

甘草非一钱，不能到手指上。

任注：甘草入中土以协四象，号为国老，但须用到一定的量才行。四肢秉气于脾胃，指为肢端，在作者的当时，药味用量一般偏小，故说非一钱，不能到指上。

有风中后不能睡者，或以为气血大虚，而不知邪在胆经也。少年人多睡，老人多不睡。盖肝胆相连，少年血足，肝叶茂盛，胆藏于肝之中，故能睡；老人血衰，肝叶枯缩，胆露于肝之外，故不睡。或曰，此责在心神，曰心为肝之子，子能令母实，从前来者为实邪，心火盛，肝胆蕴蓄实邪，所以不睡。又或曰，夜间不睡，有期而不爽，何故？曰，肝为将军之官，胆为决断之官，故有期而不爽也。今之病疟者亦然，亦邪在肝胆故也。其人大喜，遂制温胆汤以进。枳实破滞，竹茹清胆火，陈皮理气，甘草温中，半夏醒脾，干姜温脾气上升，散精于肝，淫气于心，足以统血也。早用茯神、远志、枣仁收敛肝气，不使外驶获效。

任注：不寐是阳气在上，不能潜藏。阳明主合，合太阳少阳，阳明为关，阳从此下，阴从此上。欲得阳气潜藏，必有阳明顺降。这是治疗失眠的关键。阳明之病，脉实大，不得卧者，少阴之负趺阳也。少阴之病，脉微细，但欲寐，是趺阳之负少阴也。欲得阳明和降，需少阴负趺阳，但又不可过负趺阳。

风中后不得睡，是胆胃之气不降，致使阳气不降。老人多不睡是浊气不降，老人浊气日多，清气日少，故也健忘。

妇人治法，胎前勿补，胎后勿泻；经前勿补，经后勿泻，此其大概也，亦不可执定。

任注：随时、随症皆有补泻。所谓胎前无补，是欲流动也。胎后无泻，是气血虚也。经前无补，是木气郁集也。经后无泻，是经期失血也。这种说法有失偏颇，临证中要三因治宜，随俗为变。

女人血崩，不宜过用血药，有伤脾土，致成肿胀。血崩变为白带者，是不及生血而浊液随下，血枯之症，非兆美也。叔和云：崩中日久为白带，漏下多时骨亦枯。

任注：血崩是水寒土湿，肝脾陷泻，治宜暖水燥土疏木，辅以养血。白带是己土湿陷，治以暖水燥土，补益中气。血本于脾，欲养血，当先助己土左旋上奉。血药多柔润，易助脾湿，脾湿不运，致成肿胀。脾湿陷泄，变为白带。白带日久以及漏下时多不止，竭其精血，必会成为血枯。

血崩多用醋炒荆芥，升阳且敛血。又方，黄芪二两，杜仲一两，益智五钱，蒲黄、陈皮各二钱，丸服。

此症有春夏则发，秋冬则止者。春夏阳气上行，下焦无阳，故崩；秋冬收藏，下焦有阳，故止，此阳虚之症。

任注：荆芥风药，辛温发表，风能胜湿，可助脾左旋上奉。醋炒，酸可敛，以止风木盗泻。

崩漏的本因是中气虚弱。中虚金水不能收藏，多为漏症；中虚乙郁出现盗泄，则为崩症。崩症发后，不能立即全部收藏，出现点滴而下，是谓漏下，合称崩漏。长期漏症不愈，突发为崩，则容易死亡。

春夏阳气升隆，木火相对较盛，中气虚弱，收藏较逊，若此时乙木郁陷，因木气隆盛，则易发为崩。秋冬阳杀，而金水收藏较盛，则崩症发作的机会会相对减少。

但若水寒土湿，四肢厥冷，遇秋冬寒冷，内外呼应，水寒乙木郁遏，盗泄于下，反会发生血崩。再遇春夏，天地阳气升隆，脾肾寒湿回暖，表阳潜收，木郁因能疏升而缓解，则血崩会止。所以具体应按六经病脉证进行分析，不可简单地只论四季。

一胎九月，不时上下，此血热胎不安也，宜黄芩、芍药。产后前阴脱，固中气为主，宜用干姜泄滞；后阴脱，补肺气为主，肺与大肠为表里也。

任注：一胎九月，不时上下，若是甲木相火所为则必有相应的系列症状，如此则可用黄芩、白芍清甲木。但胎动不安多有水寒土湿，多是寒为本而热为标。

前后阴脱，皆中虚脾陷，乙木不升。后阴脱是手阳明大肠经经气下陷，治以补中气、培土生金兼疏乙木，加用黄芪、升麻。

产后中气大虚，前阴已脱，若大便数日不行，是后阴犹固，慎勿下之，恐后阴又脱，难治。若作泻，四君加黄

芪升之、芍药收之；腹痛加干姜；痰嗽加半夏、五味；胸不宽加陈皮。汗下皆所禁也。

任注：产后中气大虚，前阴已脱，若大便数日不行，是血亏、中虚、脾陷而乙郁不疏。治宜补中燥土，疏润乙木，升阳举陷。中气得补，则大便可行。而不可使用下法以下大便不行，因用下法会使中虚与脾陷更甚。

若作泻，是中虚、肝脾陷泻，治以温中、燥土、疏木，以芍药敛木气，四君加黄芪补中、益营卫。腹痛是中寒，加干姜。痰嗽是肺胃之气不降，用半夏、五味子。胸不宽加陈皮理气。

一产妇泄泻，胸前胀满痛，众以为血虚，宜四物加黄芪。不知此系中气大虚，清阳在下则泻，浊阴在上则胀。夫当归，血药也，脾恶湿，脾虚作泻，湿性润下，味辛足以耗散中气；川芎上行头目，下行血海，新产中气未固，难此扰散；且地黄、黄芪性皆凝滞，用之则胸膈之气不能活动。当用理中汤大温中气，中温则清气自升，浊气自降，阳升则泄泻可止，阴降则胸胀自除，加芍以敛津液，使阳气煦之而血自长，果效。

任注：清气在下，则生飧泻，浊气在上，则生嗔胀。清浊倒行，治宜理中，此握要之法。泄泻用桂苓肉蔻理中汤加砂仁、陈皮。

一妇新产，用姜、桂、参、草、胡索，初服甚快，至夜分舌燥口干，鼻中热气出，里急后重，众以为痢，不知此胃气温暖，邪火上散。夫肺与大肠相表里，鼻为肺窍，热从而出，是热气上行而未结于大肠，虽里急后重，知其必不成痢。用补中益气汤，三剂而愈。

任注：新产中虚血亏，首当益中气，补肝血，辅以推行恶露。却以姜桂疏木升阳，因为血亏，遂致热气上行，出现舌燥口干，鼻中热气出。乙木下陷，出现里急后重感觉。皆因中虚不枢，治宜力补中宫。

一妇中气大虚，胸前结硬如石，痛不可挡。此阳气不足，阴火在上，若用清凉克伐，则中气愈虚矣。惟用附子理中汤，专以补中，俟中气生发、渐升，冲开肺气，则阴火自降，直待变出伤风咳嗽方得愈。盖阴火在上，肺气填实，阳气上达于肺，痰气散动有似伤风也。若止吐痰，阳气仅达于胃未至于肺，犹未全愈。

任注：“胸前结硬如石，痛不可挡”是甲木上逆，浊气不降，治宜暖水燥土，使浊气下降。

一人，屡服地黄丸有效，后或不效。白术、红枣共捣丸，每服地黄丸，半杂白术丸遂效。白术能实脾克水，水能克则生机活泼矣。

任注：若土湿明显，不能用六味地黄丸。因土湿会使金不能收降，木不能升发。但加白术燥湿，使土湿缓解，所以又效。总之，此时应停服六味地黄丸。

附：胡慎柔五书要语一卷（略）

注：因与《慎柔五书》内容重复，所以省略。请参见任老校注的《慎柔五书》。

附：《医家秘奥》笔谈摘要一卷

清·陈嘉璴　纂

民国·方伯屏 鉴订

邪入身中，百计驱之不出：愈发散愈虚弱，外邪虽出，元气亦耗；屡消导，屡受伤，克削太过，元气即亏。至若内伤诸症，势必用补。其间或痰饮、咳嗽、发热，虚火诸证，医者既难专补，又难全泻，久而不愈，元气耗散多矣。至于内伤误认外感，当泻而补，当补而泻，夭促之根，实由于此。

谷性黏腻，艰于运化，蔬菜入腹先为水，则谷食松而易消。至于肉性，与谷性更黏腻。食后而加以恼怒，则生痞、生痰；纵于房帏，则精血散乱，百病由此而生。试观藜藿之人，反能无病，病亦易愈，非其验欤？唯老人精血渐槁，饮食少味，藉此作羹，然亦不可过多，多食则腻，膈生痰。若病人邪气已尽，精血不充，其枯燥亦可借以润泽。故仲景有猪肤汤，专为润燥而设。若不论早晚，饱食无餍，致病未必不由于此也。

人身胃气，蒸腾上熏于肺，则肺金方生水下降，乃为云为雨之象也。

头象天，足象地。若以足为地，《经》曰："四肢为诸阳之本"。地属阴，不可以足之阳象之。且手足为运动之体，地主静，又不可以足之动者象之。盖人身中之有胃，则地之象也。地中有水，则肾之象也。胃之内，大无不包，小无不入，水谷并行，犹地之厚载万物也。至胃之下有肾，犹之穿地得泉也。冬至一阳生，从地而升于天。人亦从肾中一点真阳，渐次上升也。

水旺于冬之说，不能无疑。试观江河，至冬浅涸。不知江湖河汉之水，土上之水也，犹人身胃中之浊水也。五六月湿热盛时，浊水沸腾，胃气往往不清。至冬而真水藏于地，故土上之水少，而在下之真水独旺。故天一生水，言万物未生时也；地六成之，言一阳未动时也。秋水始涸，水归原位，阳亦潜藏。故冬令之井水温，如水之在肾，亦如是耳。

人身不过阳气阴血而已。婴儿纯阳，其身矫捷、便利。至老年，筋骨牵强，步履艰迟，涕泪自出，眼昏耳聋，其故何也？不过阳健阴钝而已。人身以气为主，气若充足，则周身皆元气所到。血乃附气而行，故四肢便捷也。又必赖饮食以生。饮食入胃，其清者，上升而为气。即以气之有余者，下降而为血，血化为精，精足为神；其渣滓从大便泄出。人不知精为阳气所酿，日泄太甚，则肾中之真阳渐微，遂致浊气上攻于胃。若脾胃无亏，犹得潜行嘿夺，运去浊气。若脾胃有亏，乘此浊气上攻，渣滓滞而不化，即生痰留饮，以致上焦最清之处，混而为浊。久之上攻头目，遂有眼昏，耳聋，头重，脚轻之症也。即此推之，其

为阳气虚，阴气盛无疑。阳气虚者，以胃中不能生阳，上焦宗气为胃中浊气所乱也。阴气盛者，非真阴自盛，泄去真阳，则阴中之浊不藏而上攻也。此时急宜扶其元阳，保其胃气，使脾胃壮，然后复升清降浊之职，则上焦元气不伤，自能下降而生阴矣。

医者每贱阳而贵阴，喜用滋阴诸药，不知阴药多滞，胸中既多痰饮不降，而反扬其波，而浊其流，岂能愈哉。故婴儿充足，食即易消，生长甚易。至十六岁以后，犹赖胃中阳气健运，犹易生长。四十以后，所泄既多，生长不易，更以人事劳怒扰其胃，则阴气渐盛，阳气渐衰，遂有迟钝诸象。此皆阴长阳消之验也。《内经》曰："阳气者，精则养神，柔则养筋。"又曰："阳气者，若天与日，失其所，则折寿而不彰。"又曰："年四十而阴气自半也，起居衰矣；五十体重，耳目不能聪明；六十阴痿，气大衰，九窍不利，下虚上实，涕泪俱出。"此段妙文每被后人注坏。言阴气自半者，盖言浊阴之气有半，夺去元阳之半，非谓真阴尚存其半也，故起居衰；五十则阴气更甚，直至头面，故耳目不聪明；至六十则阳气夺尽，仅存浊气，下焦之阳已灭，故阳痿，上焦之阳亦无故气大衰，九窍不利也。《经》文妙旨如此，奈何动辄补阴，殊不知阴无阳不生，所有者死阴耳，焉能生人生物哉。《仙经》曰："阳气一分不尽则不死，阴气一分不尽则不仙。"（所以人死曰断气，不曰断血）。可见阳为人身之宝，善摄生者，保精调胃（精者，命门之阳气也，不然何以不谓之阴精而谓之阳精乎）。中晚年常服健脾保气之药，使阳气常存，浊气渐运。务使阳气旺，阴气消，则耳目聪明，身体强健，保合太和，长有天命矣。

或谓四君四物，乃补阳补阴，两大法门不可偏废。若专补元阳，岂四物遂弃而不用乎？曰：非也。阳有邪阳、正阳两种。邪阳风寒，阳气被郁，遂发热而成火。此火能耗气，直宜以麻、防等药泄去之。或邪去而热未退，或胃中犹热，或脉沉候无力，或尺中空虚，是谓阴虚之热，则用四物以和其阴阳。此审其孰有孰无以调和之，非谓补阴之药必不可用也。吾所以言保阳者，盖谓身中浊阴独盛，急宜保阳以驱其阴，非谓世上无阴虚之病也。若医者于阳不可泄之理，了然于中，处处护持阳气，虽日用四物、知、柏等药，自不至于阳有碍，斯为善用药者耳。

按：阳气有三名，一曰宗气，即膻中之阳。此阳属肺，所以通治节而行皮毛，卫外而为固也，即上焦如雾也。此气降下，即为阴血，所谓金能生水是也。一曰胃中之阳，又曰中气。食物之精华赖此以上行于肺，所以子母相生而无病。《经》所谓“温分肉，而行肌肤者”，以此四肢为诸阳之本，亦此胃中之阳气也。一曰肾中之阳，又曰命门真火。精气赖之以温，水谷赖之以腐，尤为一身之根本，不可无也。若发汗过多，即伤上焦膻中之阳；劳碌过多，即伤中焦脾胃之阳；色欲过多，即伤下焦命门之阳。三阳既伤，浊阴独盛，斯时犹不知保其元阳，而汲汲以滋阴为务，岂不怪哉。

种子不宜专责之妇人，男之精亦有寒者。妇人行经之后，男子养精蓄锐，与交一次，第二三日即不宜再交，恐

胞中遗失也。至第二月经期，戒弗劳碌、恼怒，静养十余日，若经不来则胎已成。夫男子精气久蓄，则凝而气足，若连媾则清而散。

病与脉合方敢用药。药者，去病之物也。

尝读医书，至头痛一条，分六经治，谓太阳羌活，阳明白芷，云云。可见一症即分六经也。伤寒一门，仲景分六经治，有书可考。咳嗽一门，《内经》分五脏六腑之不同。痿痹等症亦然。即此而推，凡病皆可作六经治也，其分法当于脉内求之。予尝以是活法，遍治诸病，无不效验。如肿满一症，若诊得肺脉实，则曰肺气被壅，治节不行，遂用开肺之法。肺脉虚，则曰气虚，不能通调水道，下输膀胱，用保金之法。诊得心经实，则曰心火妄动，壅而不下，则用导赤之法。心虚则曰阳神无主，阴气上干，则用助阳养火之法。脾实则积滞留中，浊气停滞，则用泻黄之法。脾虚则曰不能运化，敷布阴阳，则用益黄之法。肝实则曰木气过旺，土受其制，则用泻肝之法。肝虚则曰不能行春生之令，以致浊气壅遏，则用保肝之法。肾实则曰阴气填塞，大小肠燥结，则用泻肾之法。肾虚则曰肾不闭藏，寒气壅盛，则用保肾之法（以上不过偶举一二以断病症，不必拘泥）。一症而分五脏虚实治，于其必求一语与症理相合，随手用药，无不立愈。即以此法，遍治疟、痢、外感、内伤诸症，无不皆然。此余一生秘诀，举以示人，不敢私也。犹忆有病疟者，尺脉数而无伦，汗出不止，其阴将绝，以黄柏、知母与之，一剂遂愈。又有痢疾者，服诸消导、分利、升提之药几遍，延予时，已奄奄一息。予诊其肝脉紧实，知其因怒而起，以牡丹皮三钱与之，遂愈。若不从活法求治，几曾见黄柏、知母能治疟乎？又岂见牡丹皮能治垂危之痢乎？是在解人善悟而已。

脾肾互补论

古人有补肾不若补脾，又有补脾不若补肾之说。夫补脾之药皆燥，肾恶燥；补肾之药皆湿，脾恶湿。世人又有依违两可之法，脾肾双补，用药半燥半润。总不明补脾补肾之妙理也。夫脾者，土也，土不足则不能防水，水即泛滥而无制，上攻而为奔豚诸症。要知此水泛滥，原系肾水不藏，故邪水干于脾，非真精之上攻也。故用养脾之药者，所以镇定中州，使水不上溢耳。况土生金，金又生水，肾气自足。故云：补肾不若补脾也。若脾土原燥，肾气自不敢凌，脾肾两安，何补之有。至补脾不若补肾之说，其中更有玄妙。夫既脾肾两虚矣，而又用补肾润剂，不几脾气更湿乎？要知此乃补肾中之火，非补水也。书有云：木生君火，君火授权于相火，火乃生土。故知非此火则土无以生。古人以此火，譬釜底之燃薪，最为切喻。釜底火燃，则釜中之物自熟。人身命门与胃，同此义也。故八味丸为补肾之圣药，以其中之桂、附能补命门耳。若不知此说，而妄用润剂，脾必日败，饮食减少，而欲求肾气之充，其可得乎？

医书云：胃中清气上升则为气，从肺回下则化为血，精者，血之所化。若如此论，即当云气能生精，何以云精

生气耶？且肾藏精，未闻胃藏精也。予以格物之理悟之，如一杯之热水，其气上腾，试以物覆之，则所覆之上尽皆成气，方怡然曰，精能生气之理。如此，夫精者，阳精也，阳即水中之火也。倘水中无火，即为寒水，寒水气从何来？

辨手少阴论

《经》云：妇人手少阴脉动甚者，妊子也。解之者曰：手少阴心经，心主血，心脉流利则血足，故知其妊子。予谓不然。夫胞门子户，在于少腹，与大小肠同候于尺部，岂胞门有胎，而于心经候出之理？若胞门于心候，犹云心与小肠同诊，落在高阳生窠臼中矣。若云心主血，则肝为血海，肾为生血之源，何非受妊之应，奚独取心经血足，而方断为妊子乎？然则，《内经》之说谓何？曰：《内经》原不错，人自错读了。盖以“妇人手”为一句读断，再以“少阴脉动甚者”为一句，则自了然。其云妇人手，盖兼两手而言，少阴脉正指肾脉，以肾为足少阴也。《经》文少一足字，恐手足二字相连，后人误疑欲诊足脉方断为妊，故不入足字。其实少阴二字即尺部也。再观仲景脉书，有寸口、趺阳、少阴字。后人误认寸口为手脉，趺阳、少阴是足脉。得程郊倩先生指出云：寸口谓寸，趺阳为关，少阴谓尺，原指手上三部，何曾言及足脉？此等妙解岂不深切著明。可见《内经》少阴二字指两尺言。且历观候胎之法，皆从两尺候之。如云：左尺疾为男，右尺疾为女。若以手少阴心经从左寸断之，则此从尺断者，遵经乎？叛经乎？

是虽有经文，而不适于用，犹之乎弗读也。予向抱此疑，历询同人，俱无的解，忽于静定之中，悟其句读之误，遂成一句有用之经文，不可谓非管窥之一得也。

土多论

尝观《脉论》，有四脏中皆有土，而土中亦具四脏之说。固知土不可一刻无也，即六脉皆欲有胃气之变文。胃主肌肉，人之一身从头至足，肌肉为多，即脏腑之在腹者，亦肌肉之类也。其皮毛、血脉、筋骨俱介于肌肉内外之间。故以人身之象推之，四脏不可无土，土中亦具四脏之义益明。然人生一小天地。予尝遍观山河天地诸形象，亦皆土多也。如房屋必有基址，以及城池街道，山崖田陌，无不皆上，而四物即杂处于其间。江湖河海像人身之血，百派流通；树木盘郁像人身之筋，遍处维附；太阳中天像君火在上，无物不照；云雾满空像肺金无为，大气包固。而此四者，又俱土与为恩。如水有土，则不泛。木有土，则不偏（偏者侧也。树木俱藉土以壅其根，无土匪特不生，必攲倾矣。又如梁栋，必藉墙壁，否则倾颓矣，是匪特不克土，而土反为之用也。克土者，如以木击土，土即碎，此颓土也，非天地发生之土也。可见土必先颓，木方克之。而侮土之木，亦枯木也）。火有土，而艳艳增光（君火在上，像日之无所不照。所照者，土多而光明耀目，未必非火土相合之色也）。金有土，而生生不息（五金之矿皆生土。又地气上升为云）。由是推之，四脏不可无土之义益明

矣。妙哉，天地之象，与人相肖也。古圣人以土主脾胃二脏，又以脾胃主肌肉，此旨精矣。人之初生，霍（牵船声）然落地，即思饮食，是身赖以生者，土也。肌肉渐充，身体日长，是所生长者，土也。而木、火、金、水四物，俱随土而生旺焉。迨至年老病惫，亦必先颓其土，肌肉消瘦，饮食不进而终。岂非土衰，而四脏皆无所养欤？观此，则山河天地之不至崩裂者，以土之厚重而冲和也。人生可一刻无此冲和之气哉？

经 络 论

人身十二经络，手足三阴三阳，以及奇经八脉。经直行，络旁行。从头至足，虽各有部位，而路道则相通。其头之，走至胸、手、足；手之，走至头、胸、足；足之，走至头、胸、手。譬之通衢之路，东西南北其间，大街小巷，左曲右折，路道无一处不通。有大路之穹远者，必有小路之捷径者，可以四通八达。其大路非经之直行乎，其小路非络之旁行乎，其四通八达，非走头走足之谓乎。医者先明经之直行，如大路之正直，次明络之旁行，如小路之委曲贯通，则人身经络之纵横，了然于胸中矣。

阻滞一症，如痰饮、气滞、食积、瘀血之类，皆足令经络不通行，以致变生诸症，或痹、或痛、或麻木肿胀等。但经中有阻，脉必见出阻象。明眼者识其阻于某处，先通其经络，俟其气血调和，客症不治而自去。此捷径之门，可为后学隅反之助。

君火以明解

《内经》“君火以明”，或作“名”。辨之者曰：心君一身之主，岂虚名乎？故知明，为是言君火之体，如离照当空，无幽不烛，有文明之象焉。然犹未尽厥旨也。浅而论之，作明白之明，凡五脏唯心最明，四肢百骸，皆为所用是也。若光明之说，以心为火体，如日月然，故以明字加之。然又云：天有日月，人有两目，既以太阳属心，何又以日月属眼？盖人之一身能明者，唯有目。其心之外候乎？《经》以眼为肝之外窍，予以为窍则为肝，神则为心。子舆氏曰：胸中正，则眸子嘹焉。胸中为心之部，而以心应眼，正合君火以明之妙义也。且医经以两目眦，红肉属心。而凡心经邪热甚者，两眦必生眵，目因之而昏，是又心属眼之验矣。故凡有目疾者，唯邪火炽盛，暴赤之目，当暂用清火驱风。其余一切眼目昏花，及畏日羞明，或歧视，与不能久视者，俱不宜用寒凉降火。但当以活法百计，养其心血，而心自明。心既明，则外窍眼目犹昏者，未之有也。

医行难论

世之医者，自郡县以至乡镇，未易更仆数，其间岂少明理之士，而道每不能大行。所以不行者，其故有五：一曰时运不济；二曰处世不善；三曰偏僻成性；四曰药力太迟；五曰利心过重。请申言之。人身之病难易不同。易者

不必言。其犯手难治者，虽竭尽心力，不能成功，往往不言其病之拙，反怪其医之谬。或重症痼疾，非十数剂不能愈。至服药多，而未即效，病者心急，更换他医，每因前人药力将到，投以数剂而奏绩，遂归功于后人。故运享者，所遇多易治之症，所收尽一篑之功，遂致其道大通。而运蹇者，所以不行也。夫医家，一与贵介相交，未免意气骄傲，遇贫贱之辈，奴仆之流，即有倨而不屑之意，以致誉之者少，毁之者多。世人以耳为目，遂致声名日坏，此不善处世之过也。医理精微神妙，古大家尚有一偏之学，如东垣喜升阳，丹溪喜滋阴，河间专降火，子和唯汗下。世人习一家之言，执而不通，往往误事。如三十年前遍尚滋阴，近又多有矫丹溪之弊。而开手即用桂、附者，不知寒热补泻，各从其病，岂可一例施之，物而不化耶。至于诸药中，唯大黄、巴豆之类，服之立应，若补养气血之药，则缓而不能速。如人之于饮食，一日不再食则饥。补药亦然，亦有数十剂或百剂方效者。药味苦劣，人焉肯服至数十百剂哉。又有当补，而邪未祛，用一气微汗，一旬微利之法。服至半数，又要汗下，以散其邪。此则前功尽废，后虽复用补剂，而效愈迟矣。

至于医之为业，虽可藉以养生，亦须取之有道。乃多方谋利者，或合诸丸散，加以美名，高抬价值，遇病之来，毋论贵贱，强取其值。在医者以为得计，而不知实丧良心，且一被人指摘，识破底里，则怨声载道矣。每见有索人重价修合丸料，诡云当用人参、珍珠、琥珀等物若干，而实与以寻常草木之药，虽一时饱其私囊，岂能终身受用哉?

呜呼！有此五者缺陷，埋没无数名流。然总因时运不济，有以限之也。人生世上，良心自不可坏，运气又可忽乎哉！

脉症不合论

有余之脉，洪实坚刚；不足之脉，细微软弱。此一定不易之论。后人又有，从脉不从证，从证不从脉二语。夫从脉不从证者，乃是证似有余，脉反不足；证似不足，脉反有余，斯为假症真脉。治病但从脉断，亦正论也。从证不从脉一语，乃有微细如蛛丝，而反无病，且强健毫无虚意者，亦有极虚之人得洪大无伦之脉。及读《灵枢经·通天》“有太阴之人、少阴之人、少阳之人、太阳之人、阴阳和平之人”，云云。后细论其性情，细述其针法。虽未言脉，其五种人禀于阳者，脉即偏于阳，禀于阴者，脉即偏于阴也。惟阴阳和平之人，其病与脉相应，虚实寒热，指下了然。故慎斋先生有云：“豁大有力必死。”非偏于阳之谓证乎？人但知脉弱极者必死，而不知洪大之脉亦有死脉也。

五脏六腑衰旺论

东垣云：三伏之气，庚金受囚。又云：壬膀胱之寒已绝于巳，癸肾水已绝于午。虽能随文顺释，究竟不知所谓。后观星书有长生、沐浴、冠带、临官、帝旺、衰、病、死、墓、绝、胎、养十二项。盖以人之心、肝、脾、肺、肾，

应丁、乙、已、辛、癸；小肠、胆、胃、大肠、膀胱，应丙、甲、戊、庚、壬。此十字各有长生，如丁火长生在酉，丙火长生在寅，辛金长生在子，是也。以阳顺数，阴逆数之法排定，然后纵横看之，则某脏在某月衰旺之说见矣。医者熟读，遇生旺之脏，月令与脉合方可泻。遇衰绝之脏，月令与脉合方可补。如脏令与脉不合，遇衰绝而反旺，遇生旺而反衰，补泻之间，小心斟酌，不可任意，恐致实实虚虚之祸也。今附表于后：

按：此十二字，古人以长生起，养字止。其不从胎起，而从长生起者，仿正月不建子，而建寅之意。

附表：五脏六腑衰旺表

	子	丑	寅	卯	辰	巳	午	未	申	酉	戌	亥
	辛		丙戊	癸		庚	乙		壬	丁巳		甲
长生	肺		小肠 胃	肾		大肠	肝		膀胱	心脾		胆
沐浴	胆		肾	小肠 胃		肝	大肠		心脾	膀胱		肺
冠带		胆肾			小肠 胃 肝			大肠 心 脾			膀胱 肺	
临官	肾		胆	肝		小肠 胃	心 脾		大肠	肺		膀胱
帝旺	膀胱		肝	胆		心 脾	小肠 胃		肺	大肠		肾
衰		膀胱 肝			心 脾 胆			小肠 胃 肺			大肠 肾	
病	肝		膀胱	心 脾		胆	肺		小肠 胃	肾		大肠
死	大肠		心 脾	膀胱		肺	胆		肾	小肠 胃		肝

续表

	子	丑	寅	卯	辰	巳	午	未	申	酉	戌	亥
	辛		丙戊	癸		庚	乙		壬	丁巳		甲
墓		心 脾 大肠			膀胱 肺			胆 肾		小肠 胃 肝		
绝	心 脾		大肠	肺		膀胱 肾			胆	肝		小肠 胃
胎	小肠 胃		肺	大肠	肾 膀胱			肝	胆		心 脾	
养	小肠 胃 肺			大肠 肾		膀胱 肝				心 胆		
	十一月	十二月	正月	二月	三月	四月	五月	六月	七月	八月	九月	十月

任注：十天干生旺死绝之说，源自命理学，在此，应加以批判，此说尚需进一步研究。